Gerhard S. Barolin (Hg.)
Das Respiratorische Feedback
nach Leuner

D1723277

Das Respiratorische Feedback nach Leuner

herausgegeben von
Gerhard S. Barolin

unter Mitarbeit von
A. Bergdorf
H. Horinek
A. Horn
H. Hörnlein-Rummel
H. Leuner (†)
W. Loesch
F. H. Mader
H. K. A. Manshausen
C. Schenk
H. Wätzig

VWB – Verlag für Wissenschaft und Bildung

Die Deutsche Bibliothek – CIP-Einheitsaufnahme

Barolin, Gerhard S. (Hg.):
Das Respiratorische Feedback nach Leuner
/ Gerhard S. Barolin. - Berlin :
VWB, Verl. für Wiss. und Bildung, 2001
ISBN 3-86135-108-0

Verlag und Vertrieb:
VWB – Verlag für Wissenschaft und Bildung
Postfach 11 03 68 • 10833 Berlin
Zossener Str. 55 • 10961 Berlin
Tel. 030/251 04 15 • Fax 030/251 11 36

Druck:
GAM-Media GmbH, Berlin

Copyright:
© VWB – Verlag für Wissenschaft und Bildung, 2001

Inhalt

Vorwort

Hanscarl Leuner war einer der kreativsten und innovativsten Psychotherapeuten des Deutschen Sprachraums der unmittelbar vergangenen Periode. Nach seinen grundlegenden Arbeiten mit experimentellen Psychosen entwickelte er die heute international vielfach angewandte Methode der kathatymen Imaginations-Psychotherapie. In der letzten Periode seines Schaffens entwickelte er das Respiratorische Feedback. Er hatte darüber ein zusammenfassendes Buch in Planung und Vorbereitung. Leider hat ihn der Tod von uns genommen, bevor er seine Schrift über das Respiratorische Feedback beenden konnte.

Nachdem ich nun hinterlassene Schriften von *Hanscarl Leuner* übernehmen und durchsehen konnte, schien mir die vorliegende Form einer Publikation die sinnvollste, indem ich nämlich einerseits schriftliche Skizzen zum Buch von Leuner fragmentarisch übernahm und andererseits aktive Anwender der Methode ersuchte, ergänzend aus ihrer Sicht Beiträge zu geben. Dementsprechend wird in den vorliegenden Blättern somit folgendes zu finden sein:

– Ein kurz zusammenfassender Artikel über das Respiratorische Feedback aus meiner Feder.

– Es werden fragmentarisch Original-Passagen aus Leuners Schriften figurieren.

– Es werden eine Reihe weiterer Experten zu speziellen Kapiteln des Respiratorischen Feedbacks Stellung nehmen.

Der aufmerksame Leser wird manche Angaben finden, die nicht voll übereinstimmen, so etwa über die Frequenz und Zahl der Anwendungen. Wir erfahren einerseits von Wirksamkeit einiger weniger Sitzungen, anderseits auch von Behandlungen, die über Jahre gehen und in sehr hoher Frequenz (täglich mehrmals, *Bergdorf*) zum Einsatz kommen.

Auch die Rolle des begleitenden ärztlichen Gesprächs wird von unterschiedlichen Autoren unterschiedlich bewertet. Zumeist wird es als integraler Bestandteil des Erfolges angesehen. Dem gegenüber schreibt *Horinek* auch der Einwirkung ohne verbale Begleitung eine beträchtliche Wirkung zu.

Ich glaube, daß eine gewisse Meinungspluralität den Leser dazu anregen mag, sich anhand eigener Erfahrung bindende eigene Meinungen und Richtlinien zu bilden.

Ziel und Plan ist es jedenfalls, dem Leser einen allgemeinen Überblick über die Methodik mit genügend eingehender Beschreibung zur Erlernung und Anwendung zu bieten.

Rankweil, Wien, im Frühjahr 2001
Der Herausgeber

KAPITEL 1

Das Respiratorische Feedback (RFB)
Basis und Praxis

von

GERHARD S. BAROLIN

Was ist das respiratorische Feedback (RFB)?

Es ist eine durch *Leuner* eingeführte Methode der **apparativ unterstützen Psychotherapie.**

Dazu werden Atemexkursionen über ein einfaches Sensorsystem in Licht- und Geräuschesignale umgesetzt, so daß der Proband seinen eigenen Atemrhythmus als auf- und abschwellenden Lichtreiz mit gleichzeitig auf- und abschwellendem Tonreiz, wählbar zwischen Orgelklang und Meeresrauschen sieht und hört. Damit hat das RFB mit den anderen Feedback-Methoden die sensorische Rückmeldung vegetativer Funktionen gemeinsam. Im Gegensatz zu den anderen Biofeedback-Methoden zielt RFB jedoch nicht darauf ab, mittels sensorischer Wahrnehmbarkeit die vegetative Funktion der Atmung willkürlich zu ändern. Vielmehr wird das Frei-fließenlassen angestrebt. Es hat sich gezeigt, daß dadurch der Organismus in eine psychophysische Entspannungssituation kommt, welche in den unsererseits sogenannten **dritten menschlichen Grundzustand des Hypnoids** einmündet.

In unserem Arbeitsbereich haben wir uns mit verschiedenen Biofeedback-Methoden befaßt, insbesondere haben wir einen Vergleich zwischen Muskelentspannungsfeedback (ausgewertet über das Elektromyogramm) und respiratorischem Feedback durchgeführt *(Oder, Scheiderbauer und Barolin)*. Es hat sich dabei das RFB für unsere praktischen Zwecke bei weitem am geeignetsten gezeigt, und hier konzentrieren wir uns daher auf die Arbeitsweise und die Ergebnisse des RFB.

Abbildung 1.1a gibt schematisch die **Stellung des Hypnoids** zu Wachen und Schlafen wieder. Pfeile deuten an, daß in einer derartigen „Dreiecks-Relation" jeder der betreffenden Zustände

in den anderen überführbar ist. **Abbildung 1.1b** zeigt, daß jener
hypnoide Grundzustand eine Reihe von Eigenheiten hat, welche
seine psychotherapeutische Nutzung ermöglichen und welche
außer der Selbst- und Fremdhypnose auch in anderen psychotherapeutischen Methoden fallweise (mit-) zum Tragen kommen.
Das betrifft insbesondere die katathyme Imaginationstherapie
(KIP), kommt außerhalb der Psychotherapie auch bei Meditatio-
nen zum Tragen; das wird in diversen Sekten (leider auch nicht
nur zum Wohle der Betroffenen) angewendet. Diese Nutzung
geht über die momentane Situation hinaus und kann (wenn es so
geht, wie man es in der Psychotherapie anstrebt) zu bleibenden
Änderungen in Verhalten, Empfinden und menschlicher Einstellung führen.

**Wirkkomponenten der Psychotherapie mittels Hypnoid
(AT, RFB)
somatotrop + psychotrop (n. Barolin)**

1. muskuläre Entspannung
   a) Direkt-Wirkung
   b) Schiene zum Hypnoid

2. vegetative Umschaltung zum Hynoid
   a) Direkt-Wirkung
   b) Förderung der Introspektion „Emot. Insight"
   c) erhöhte Suggestibilität

3. dynamisierendes Zurücknehmen

4. gezielte Organ-Beeinflussung

5. Einbau verbal-psychotherapeutischer Inhalte,
   insbesondere „formelhafte Vorsatz-Bildung"

Abb. 1.1b: *Die früher vielfach vertretene Meinung, daß es sich bei
Maßnahmen, welche das Hypnoid verwenden, um „zudeckende" hand-
le, muß heute als überholt bezeichnet werden, da man weiß, daß im Hynoid sogar zusätzliche Förderungen der emotionalen Einsicht gegeben
sind, welche ja die analytischen Erkenntnisse erst wirksam machen.*

Das Hypnoid ist ein dritter menschlicher Grundzustand neben Wachen und Schlafen, zu erreichen über unterschiedliche Wege:

1. Fremdhypnose: unterschiedliche Induktionstechniken

2. AT: über muskuläre Entspannung

3. RFB: über respiratorische Rückkoppelung

4. diverse Meditationstechniken

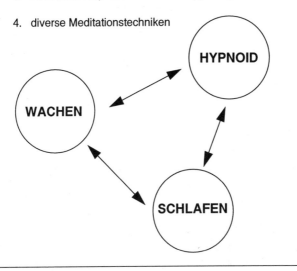

Abb. 1.1a: *Hypnoid ist ein dritter menschlicher Grundzustand, neben Wachen und Schlafen. Verschiedene Wege dazu können immer nur ein und dasselbe Hypnoid produzieren; dazu gehört auch das RFB. Daraus ergeben sich die verschiedenen Gleichartigkeiten des RFB mit verschiedenen psychotherapeutischen Methoden, die ebenfalls das Hypnoid therapeutisch nutzen. Die therapeutische Wirksamkeit des RFB ist über einen Eintritt ins Hypnoid (als dritter menschlicher Grundzustand) erklärbar.*

Das Zurückkehren aus dem hypnoiden Grundzustand in einen Voll-Wachzustand erfolgt bei verschiedenen Methoden der Hypnose auf unterschiedliche Weise, wie stufenweise Desuggestion, etc. Das RFB hat es mit dem Autogenen Training gemeinsam, daß das Zurücknehmen standardmäßig durch eine Serie kräftiger

Muskelkontraktionen plus intensivem Durchatmen erfolgen soll. Wir legen auf dieses **„dynamisierende Zurücknehmen"** besonderen Wert, da darin auch eine eigene therapeutische Potenz liegt (vgl. Abb. 1.1b). Insbesondere bei den hypotonisch-subdepressiven Patienten (welche in der Allgemeinklientel einen beträchtlichen Anteil ausmachen) kann dieses dynamisierende Zurücknehmen an sich eine Besserung bringen. Für die Praxis ist besonders darauf hinzuweisen, daß man auf eine energische zurücknehmende Dynamisierungsübung auch dort bestehen soll, wo der Patient etwa „noch nichts" von der Schwere-Wärme-Sensation verspürt hat. Es kann sich nämlich das Hypnoid auch außerhalb dieser Sensation „trophotrop" auf das Vegetativum auswirken, und es kann bei fehlendem Zurücknehmen zu vasovagalen Beschwerden, wie Schwindel bis zu Taumeligkeit und Synkopen (eher selten, aber doch zu bedenken) kommen. Auch soll der Patient nach seinen Übungen noch ein gewisses Nachklingen abwarten und geschehen lassen (etwa eine Viertelstunde ruhig im Warteraum sitzen) und sich nicht sofort in den stressvollen Straßenverkehr stürzen.

Wir haben also im RFB einerseits Elemente aus dem Biofeedback und andererseits Elemente, die aus der Psychotherapie bekannt sind. Es sind jedoch die letzteren das Wesentliche daran, so daß man am ehesten von einer **apparativ unterstützten Psychotherapie**, respektive von einer apparativen Hilfe für rationelle Psychotherapie sprechen kann. Im Rahmen weitgehender Gleichklänge (siehe später) kann man auch von einem „apparativ unterstützten Autogenen Training" sprechen.

Hier sei noch die **Definition von Psychotherapie** eingefügt. Diese ist (natürlich) nicht eine isolierte „Therapie der Psyche" (denn Elektrotherapie heißt auch nicht „Therapie der Elektrizität" sondern „mittels Elektrizität"). Vielmehr ist Psychotherapie eine Behandlung, welche psychische Mittel auf die gesamte **biopsychosoziale Einheit „Mensch"** **(Abb. 1.2)** zur Anwendung bringt, und das im Rahmen einer lehr- und lernbaren, klar umschriebenen Methodik.

Im Rahmen des 1. Teils der Definition können wir also einen sowohl psychotropen, als auch somatotropen Angriffspunkt der Psychotherapie postulieren (wobei allerdings der psychotrope der stärker ausgeprägte ist) (Abb. 1.2). Gleichermaßen kann die Somatotherapie mit ihrem somatotropen Hauptangriffspunkt in dieser Abb. 1.2 eingesehen werden, zeigt aber ebenfalls einen Nebenangriffspunkt auf psychodyna-

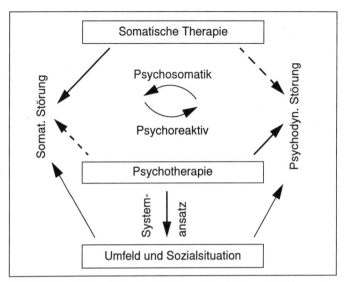

Abb. 1.2: *Der Eingriff der Psychotherapie im Rahmen der biopsycho-sozialen Einheit Mensch erfolgt innerhalb eines komplexen, mehrstufi-gen Regelkreises. Fettzeichnung bis strichliert symbolisiert die mehr oder weniger bestehende Häufigkeit, respektive Gewichtigkeit der Bezü-ge. In diesem komplexen Regelkreis greifen wir mit dem RFB an mehre-ren Stellen ein (sowohl psychotrop, als auch somatotrop).*

mische Abläufe. (Man denke etwa an die Entspannungswirkung von Massage, von Unterwassertherapie und auch von Psychopharmaka).

Damit ist in Abb. 1.2 auch klargestellt, wie der gesamte **psy-chosomatische Regelkreis** über mehrfache Rückkoppelungsme-chanismen abläuft, und in diesen Regelkreis greifen wir mittels des RFB ein.

Zur Neurophysiologie des Hypnoids

„Das Hypnoid" ist bereits in Vorstehendem erwähnt worden und spielt auch in unseren weiteren Betrachtungen zum Respiratori-schen Feedback eine wesentliche Rolle. Unserseits konnte in vieljähriger Arbeit und auch mehrfach publiziert [1] die unseres Wissens bisher nach wie vor größte Serie über hirnelektrische Untersuchungen in hypnoiden Zuständen dargestellt werden. An über 200 Fällen von erwachsenen gesunden Versuchspersonen und epilepsiekranken Kindern[1] wurde folgendes nachgewiesen:

– Der Ruhezustand unter Hypnose und Autogenem Training konnte hirnelektrisch klar differenziert werden von dem Schlaf- und dem Wachzustand, im Sinne des Auftretens einer „Synchronisationstendenz". Daraus ergibt sich die in **Abb. 1.1** plakativ dargestellte Auffassung, daß es sich um 3 menschliche Grundzustände handelt.

– Es konnte die hirnelektrische Auswirkung von extrazeptiven sensorischen Stimulationen im Sinne von Veränderung der Arousal-Reaktion in den hypnoiden Zuständen festgestellt werden.

– Neben diesen im Skalp-EEG festgestellten Ergebnissen konnten evozierte Potentiale eingesetzt werden. Diese zeigten (in der computerisiert summierten Ableitung) über dem Cortex unverändertes Eintreffen, auch dann, wenn die subjektive Wahrnehmung der betreffenden Lichtreize sich – einer hypnotischen Suggestion folgend – veränderte.

– Bei Nystagmus-Untersuchung unter Drehstuhl-Bedingungen zeigte sich eine teilweise oder vollständige Unterdrückung des Nystagmus unter Autogenem Training.

Daraus haben sich folgende Resultate ergeben, welche unseres Erachtens auch heute noch gültig sind:

1. Das Hypnoid stellt einen eigenständigen menschlichen Grundzustand dar, der sowohl vom Schlafen als auch vom

---

1. Hier mag ergänzt werden, daß die epileptischen Kinder (natürlich) nicht experimenti causa hypnotisiert und untersucht wurden. Vielmehr bestand ein therapeutisches Programm mit systematischer Einführung der Kinder in das Autogene Training, woraus sich auch deutliche positive therapeutische Konsequenzen ergaben, zusätzlich jedoch die Möglichkeit der völlig schmerz- und gefahrlosen EEG-Untersuchungen im Hypnoid. Wissenschaftlich wertvoll war das vor allem deshalb, weil das EEG des Kindes eine größere Labilität und Veränderlichkeit aufweist als das des Erwachsenen, und überdies die gleiche stärkere Sensibilität des EEGs des epilepsiekranken Menschen gegenüber dem gesunden vorliegt. So konnte uns das EEG unserer kindlichen Epilepsie-Patienten (vergleichbar einem Mikroskop) diejenigen EEG-Veränderungen verstärkt aufzeigen, welche man bei Gesunden nur in geringer Andeutung finden konnte, nämlich die schon genannte „Synchronisationstendenz", jedoch deutlich unterschieden vom einerseits Wachzustand und andererseits physiologischen Schlafzustand. Weiters hat sich die Identität von heterohypnotisch induzierten Zuständen mit den selbsthypnotischen des Autogenen Trainings an der hirnelektrischen Gleichartigkeit erwiesen.

Wachen klar zu unterscheiden ist **(Abb. 1.1)**. Es gibt verschiedene Wege, diesen Grundzustand zu erreichen. Es handelt sich jedoch bei Fremdhypnose und Selbsthypnose des Autogenen Trainings um ein im wesentlichen gleiches neurophysiologisches Muster.

2. Stimuli, welche durch Hypnose oder Selbsthypnose (im Rahmen posthypnotischer Aufträge oder formelhafter Vorsatzbildungen des Autogenen Trainings) subjektiv verändert wahrgenommen werden, machen trotzdem in den evozierten Potentialen an der Hirnrinde die gleichen hirnelektrischen Muster. Daraus ergibt sich der Beweis, daß die posthypnotischen Veränderungen sensorischer Qualitäten keineswegs über veränderte periphere Rezeptorqualitäten laufen. Man muß vielmehr einen dienzephalen Modulationsvorgang annehmen, welcher durch (selbst-)hypnotische Veränderung zu einer subjektiven Veränderung der Wahrnehmungsqualität führt, obwohl die von der Peripherie kommenden Reize in der Hirnrinde eintreffen.

3. Veränderungen des Alphablockierungseffekts und der Nystagmustätigkeit unter Hypnose stellen ein weiteres Argument für die Existenz eines derartigen dienzephalen Modulationsvorgangs dar.

4. Die (selbst-)hypnotischen Veränderungen werden induziert durch eine rhythmisch monotonisierende Reduktion der von außen eintreffenden Reize, bei gleichzeitiger verstärkter Hinwendung auf die Funktionen des eigenen Körpers.

5. In diesem Sinn ist auch die Wirkung des Respiratorischen Feedback zwanglos unter die hier beschriebenen neurophysiologischen Grundgesetzmäßigkeiten einreihbar. Dafür spricht einerseits die Induktion mittels Reizverarmung und zusätzlicher Hinwendung auf die Eigenrhythmik des Körpers, anderseits das weitgehend gleiche Empfinden, wie es bei Hypnose oder Selbsthypnose im menschlichen Organismus auftritt.

Arten der Psychotherapie

Die **Abbildung 1.3** gibt ein unsererseits vorgeschlagenes Einteilungsprinzip wieder, welches (innerhalb der mehreren hundert

psyhotherapeutischen „Schulen") die 6 Hauptfaktoren aufzeigt, die jeweils vordergründig in unterschiedlichen Methoden der Psychotherapie zur Wirkung kommen, nämlich:
- Verbalisation
- Soziodynamik
- Darstellungstherapie
- Üben und Lernen
- Psychotherapeutische Angriffspunkte über den Körper
- Hypnoid

Es sei ausdrücklich nochmals betont, daß es sich um die „vordergründigen Faktoren" handelt, die keineswegs exklusiv zu sehen sind. So ist natürlich die Verbalisation in allen Methoden mitenthalten, und auch das Hypnoid, von welchem hier vor allem die Rede ist, stellt sich bei unterschiedlichen Methoden ein. Jedenfalls stellt das Hypnoid – wie schon erwähnt – beim RFB eine Hauptkomponente dar, mit deren differenzierter Anwendung auch Differenziertes zu erreichen ist. (In **Abb. 1.3** würde es unter Autogenes Training (AT) zu stehen kommen, ist jedoch dort bewußt nicht mitenthalten, da es – wie schon eingangs ausgesprochen und noch näher zu besprechen – nicht zu den „reinen" Psychotherapiemethoden, sondern zu den apparativ unterstützten zu rechnen ist.)

Abbildung 1.4 zeigt eine Indikationsliste dessen, wo und wie wir speziell mit den in **Abbildung 1.1b** angegebenen Einzelkomponenten des Hypnoids im Rahmen einer gezielten Differentialindikation eingreifen können. Hier wird auf diese vielfachen Möglichkeiten nicht näher eingegangen (ausführlicher in [1a]). Sie werden teilweise in den Falldarstellungen zum Ausdruck kommen. Es sollten nur drei Punkte besonders herausgestellt werden:

1. **Die analytische Selbsterkenntnis („Introspektion")** kann durch das Hypnoid katalysiert werden. Das steht im Gegensatz zu einer früher vielfach etwas mechanistisch vertretenen Auffassung (heute nicht mehr aktuell), daß wir mit der Hypnoidtherapie eine „zudeckende Therapie" betreiben würden (im Gegensatz zur „aufdeckenden" Analyse).

2. Die Möglichkeit der **erhöhten Suggestibilität** kann einerseits durch das direkte suggestive Einsprechen im RFB mittels eines Mikrofons bei Einzeltherapie benutzt werden, andererseits (analog zur formelhaften Vorsatzbildung des

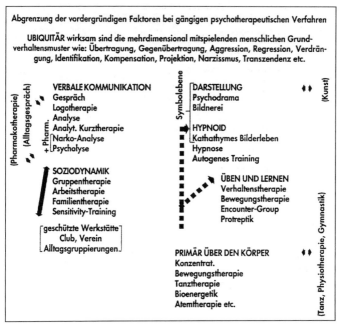

Abb. 1.3: *Man rechnet heute mit der Existenz von mehreren 100 „psychotherapeutischen Schulen". Man kann diese jedoch sehr wohl – nach den vordergründig wirksamen Faktoren – in 6 große Gruppen einteilen, was die Zuordenbarkeit erleichtert.*
Pfeile nach außen zeigen verwandte Aktivitäten des nicht-therapeutischen (Alltags-)Bereiches an.
Das RFB ist als „apparativ unterstütztes Autogenes Training" unter die Hypnoidmaßnahmen einzureihen, wobei selbstverständlich auch die verbale Kommunikation und (beim Gruppen-RFB etwa) die Soziodynamik mitspielen.

Autogenen Trainings) dem Patienten im therapeutischen Gespräch gegeben werden.

Neben dem therapeutischen Einzelgespräch arbeiten wir mit dieser formelhaften Vorsatzbildung auch im Gruppen-RFB im Rahmen der gemeinsamen Gruppendiskussion. Wir sind an anderer Stelle darauf eingegangen [3], daß durch die Geborgenheit in der Gruppe und den Gruppenkonsens fallweise eine stärkere Wirkung zu erzielen ist, als bei der Formelfindung ausschließlich innerhalb der Zweierbeziehung Arzt-Patient.

HYPNOID-THERAPIE	Hauptkomponenten ➡ / Hauptindikationen ⬅	Muskel-entspan-nung	vegetative Umschal-tung	Dynami-sierung	gezielte Organ-beein-flussung	verbale Therapie-verwer-tung	Differentialindikation: Wirkfaktoren Hypnoidtherapie (nach Barolin)
„PSYCHO-SOMATISCH"	vegetativer „Dys-Stress"	+	+			+	
	(Sub)depressive Hypotonie		(+)	+		(+)	
	Herz		+		(+)	+	
	Hohlorgane	+	+		(+)	(+)	
	Rehabilitation	+			(+)	+	
	Schmerz	+	+		(+)	+	
	Schlafstörungen	+	(+)		(+)		
„PSYCHO-THERA-PEUTISCH"	Kontakt / Selbstwert / Prüfung / Sex			+		+	
„PSYCHO-HYGIENISCH"	Geburt	+		+			
	Sportler, Künstler, etc.	+	(+)	+	(+)	+	

Abb. 1.4: *Die schon in Abb. 1.1b angeführten unterschiedlichen Wirkungsmechanismen des Hypnoids sind in einer gezielten Differentialindikation bei unterschiedlichen Krankheits- und Leidensbildern unterschiedlich einzusetzen. Es wurde darauf an anderer Stelle (Barolin 1995) ausführlicher eingegangen.*

3. Den Patienten kann **eigenständiges Weiterüben** empfohlen werden, welches die mit dem Arzt in der Praxis begonnenen Übungen durch Vorstellung fortsetzt (vgl. dazu auch die im Anschluß an diesen Artikel wiedergegebenen „Anleitungen für den Patienten".

Gleichklänge und Unterschiedlichkeiten zum AT[2]

Das AT wurde bereits im Sinne der gleichen Möglichkeit für **formelhafte Vorsatzbildung** im RFB genannt. Es benützt ebenso wie das RFB den hypnoiden Grundzustand und hat ebenso wie

---

2. Ein vorliegender Artikel von *F. H. Mader* ergab ähnliche Gesichtspunkte, und wurde hier mitverwertet.

dieses die unterschiedlichen Möglichkeiten, welche das Hypnoid bietet **(Abb. 1.1b und Abb. 1.4)**. Die Übungs-Bedingung erfolgt bei beiden Methoden gleichermaßen durch die willkürlichen Muskelaktionen des „**dynamisierenden Zurücknehmens**" (siehe **Abb. 1.1.b)**. Andererseits muß aber klargestellt werden, daß das Autogene Training eine selbstübende Methodik ist und daher keineswegs dem RFB gleichgesetzt werden kann, welches ja durch eine apparative Unterstützung induziert wird. Es ergeben sich daraus die wesentlichen Unterschiede, welche, je nach Lage des Falles, sich vorteilhaft oder nachteilig auswirken können **(Abb. 1.5)**.

Die Eigeninitiative des AT ist ein wichtiger Punkt, der für viele Patienten im wesentlichen Gegensatz zu den von außen kommenden medikamentösen Maßnahmen steht und den verstärkten Eigeneinsatz mit Willen und Motivation stimuliert. Man wird nicht versäumen dürfen, die Patienten auch beim RFB darauf hinzuweisen, daß es ohne Eigenarbeit nicht geht, und sie sich keineswegs nur auf das, was vom Apparat kommt, verlassen dürfen.

Das RFB hat jedoch den Vorteil, **in wesentlich kürzerer Zeit** wirksam werden zu können, als wir dies über das AT erreichen. Das RFB eignet sich also speziell für die stationäre Anwendung

	Vergleich und Differenzierung von Autogenem Training (AT) und Respiratorischem Feedback (RFB)		
somatotrope Wirkung	Methodik ↓ ↓ Wirkung	AT	RFB
	Muskelentspannung vegetative Umschaltung Dynamisierung	bei beiden gleichermaßen wirksam	
psychotrope Wirkung	Einbringung psychotherapeutischer Inhalte	längerfristig und profunder	als Kurzsuggestion zusätzlich möglich
	Eigeninitiative + Motivation	stärker gefördert und verlangt	apparativ unterstützt
	Wirkung	„geht tiefer"	„geht schneller"
	Kombination miteinander + andere Methodik	gleichermaßen möglich	

Abb. 1.5: *Das Respiratorische Feedback hat viele Gemeinsamkeiten mit dem Autogenen Training und kann somit als apparativ unterstütztes Autogenes Training bezeichnet werden.*

im Krankenhaus oder im Kuranstaltbetrieb, wo ja üblicherweise etwa drei Wochen Zeit zur Verfügung stehen.

Demgegenüber kann man innerhalb jener drei Wochen in ordentlicher Weise mit dem AT nichts anfangen, da es unserer Erfahrung nach mindestens über zwei Monate lang systematisch aufgebaut werden sollte, um dann unter ärztlicher Begleitung entsprechend weiter wirken zu können.

Beiden Methoden (RFB und AT) ist es gemeinsam, daß man dem Patienten ein **eigenständiges Weiterüben** empfiehlt und ihm sozusagen einen „psychischen Proviant" mitgibt, welcher die Dauerwirksamkeit erhöht, respektive erst ermöglicht.

Einige Eigenerfahrungen in der Neurorehabilitation

Die Abbildung 1.6a zeigt, daß wir bei unserem Therapieprogramm das RFB „integriert" in einem komplexen Rehabilitations-Gesamtbehandlungsplan eingebaut angewendet haben, je nach Indikation und Verfügbarkeit.

Die **Abbildung 1.6b** zeigt unsere Indikationsgruppen (aus einer einmal durchgeführten, systematischen Erprobungsserie). Dazu ist insbesondere (nochmals) darauf hinzuweisen, daß wir keineswegs nur psychogene Störungen, sondern auch somatogene Störungen in den Behandlungsplan mit einbezogen haben (entsprechend der in **Abbildung 1.2** eingangs schon mitgeteilten Möglichkeit der somatotropen Wirksamkeit psychotherapeutischer Maßnahmen).

Generell konnten wir bei drei Viertel der Patienten ein primäres Positivansprechen der Symptomatik feststellen, wobei sich ein Jahr später noch bei **46 % der Patienten ein gut überdauernder Effekt** darstellte. Letzteres ist natürlich das wesentliche Kriterium und kann im Rahmen der sonstigen Möglichkeiten, die wir mit unseren verschiedenen therapeutischen Maßnahmen bei unseren vielfachen Patienten haben, als durchaus erfreulich präsentabel bezeichnet werden.

Neben langjährigen Erfahrungen im Einzel-RFB konnte in einer (in **Abb. 1.6b** angesprochenen) Erprobungsserie mit dem **Gruppen-RFB** angefangen werden. Dieses wird auch fortgesetzt. Und zwar in Hinblick einerseits auf die dadurch wesentlich ökonomischere Relation zwischen eingesetzter Arztzeit und Pa-

Rehab. Maßnahmen		früh	Übergang	Langzeit
Medikation		-------	-------	-------
Lagerung, Pflege		-------	- - - - -	- - - -
Physiotherapie (einschl. Video + Musik		-------	-------	-------
▪ Neuropsychologisches Rehab. Training		-----------		
Ergotherapie		-----------		
Logopädie				
▪ Angehörigen-Schulung		-----------	- - - -	
▪ Hippotherapie		-------	-------	-------
▪ Rehab. Dienst			-------	
▪ Psycho- therapie	Gespräch (Hynose) RFB, KIP Gruppenth. + AT	-------	-------	-------
			-------	- - - -

Kuren, Wiederaufnahmen				-------
Operationen				-------
▪ Besonderheiten unseres Modells				

Abb. 1.6a: *Wir sprechen hier von einer „Integrierten Psychotherapie" (vgl. Barolin 1993), also Einbau der Psychotherapie in ein komplexes Therapieschema (in unserem Fall Neurorehabilitation).*

tientenversorgung, andererseits aber auch in Hinblick auf die zusätzlichen psychotherapeutisch günstigen Möglichkeiten, welche sich aus der Gruppensituation ergeben. (Vgl. dazu auch Kapitel 2 von *Leuner.*)

Wir arbeiteten mit einer halboffenen Gruppe, so daß jederzeit neue Patienten hinzukommen konnten. Sie sollten jedoch dann im Rahmen ihres Aufenthalts mehrere Sitzungen mitmachen. Die

---

1 1/2 Jahre RFB-Erfahrung / 100 Patienten / Neurohabilitation

1. Schmerzpatienten (63):
   - Kopfschmerz (40) davon 1 postpunktionell
   - Lumboischialgie
   - HWS-Symptomatik (Z. B. Trauma bzw. Discektomie) (2)
   - Polyneuropathie (4)
   - Magenschmerzen (2)
   - Unklare Diagnose (1)

2. Patienten mit vordergründig psychischer Symptomatik (11):
   - Angst (4)
   - Panikattacken (2)
   - Erschöpfungsdepression (2)
   - Stimmungslabilität (1)
   - Schlafstörungen (1)
   - Depressivität (1)

3. Sonstige Patienten, v. a. neurologische Patienten (26):
   - Postoplektische Syndrome (7)
   - Bewegungstrp. (Tremor, Dystonie) (3)
   - Epilepsie (GM-Anfälle, Schwangerschaft) (2)
   - Bland-entzündliches Geschehen (3)
   - Zustand post. Hirntumor
   - Tinnitus (1)
   - fragliche Anfälle und Schwindel (2)
   - Extrasystolen (1)
   - Unklare Diagnose (7)

Abb. 1.6b: *Im Rahmen einer systematischen Erprobungsserie mit Gruppen-RFB in unserem neurorehabilitativen Krankengut haben wir die unterschiedlichsten Indikationsgruppen einbezogen, insbesondere jedoch psychogen und somatogen Gestörte neben- und miteinander.*

Teilnahme war an Freiwilligkeit geknüpft. Die formelhafte Vorsatzbildung wurde fallweise bei der Indikationsstellung und Übernahme des Patienten zum RFB im Rahmen der Stationsvisite besprochen. Fallweise wurde sie im Gruppengespräch erst erarbeitet, fallweise wurden auch Modifikationen der primären Formel im Gruppengespräch durchgeführt.

Bei einer Patientin mit postapoplektischer Hemispastik: deutliche Besserung und Besserung der Spastizität im Rahmen der Behandlung (siehe direkt somatotrope Wirksamkeit).

Eine andere post-Apoplektikerin war so dick, daß der Gürtel für den Atemsensor bei ihr nicht schließbar war. Sie nahm aber regelmäßig weiter an der Gruppe teil und teilte mit, daß die allgemeine Entspannungssituation und die Gruppenatmosphäre plus Gruppengespräch ihr sehr gut getan hätten, und sie viel für ihre Kräftigung mitnähme.

Bei einigen wenigen Patienten mit der von uns so genannten „Begleitdepression" kam es zur Exazerbation der Depressiv-Symptomatik mit Weinen, die jedoch dann besprochen werden konnte, was letztlich zu einer emotionalen Erleichterung führte.

Als **klare Kontraindikation** sehen wir es jedoch an (im Sinne dieser und früherer Erfahrungen), Patienten mit tiefer, vordergründig depressiver Symptomatik in die RFB-Behandlung zu nehmen, da dabei eine Überschwemmung mit Emotionen auftreten kann. Abgesehen davon entspricht es allgemeiner vielfacher Erfahrung, daß massiv depressive Patienten kaum in einen hypnoiden Entspannungszustand versetzt werden können.

Hier sei auf den Unterschied zwischen der vordergründigen Depressivität (Englisch: major depression) und der von uns so genannten **„Begleitdepression"** hingewiesen, welche ungefähr dem entspricht, was im Englischen "minor depression" genannt wird **(Abb. 1.7)**.

Bei diesen **Begleitdepressionen** konnten wir schon aufzeigen, daß die Behandlung mit dem RFB sehr wohl angezeigt und gut durchführbar ist. Dabei ist neben der emotionalen Einsicht insbesondere die Dynamisierungskomponente nach der Hypnoidentspannung als nützlich anzusprechen.

Epilepsie stellt unserer Erfahrung nach keine Kontraindikation dar. Nur muß man damit umgehen können, wenn man derartige Patienten ins RFB-Programm aufnimmt.

In der Entspannungssituation können natürlich auch epileptische Anfälle auftreten und müssen dann entsprechend versorgt werden. Da aber im Leben an und für sich immer wieder Entspannungssituationen auftreten (analog auch die Entspannung in der Einschlafsituation), ergibt sich daraus keine Kontraindikation für Epileptiker, vielmehr die Indikation zur besseren antiepileptischen Einstellung.

„Begleitdepression" (n. Barolin)

1. vordergründig körperliche Erkrankungen / Leiden plus „begleitende" depressive Faktoren

2. Patient kommt daher typischerweise zum nicht-psychiatrischen
   (Fach-)Arzt

3. „leichte" Ausprägung ($\approx$ minor depression)

4. Antidepressiva-Ansprechen
   rascher (3–6 Tage)
   $\rangle$ als „psychiatrische Depression"
   niedrige Dosis

5. Häufigkeitsreihung (n. Kielholz-Nosologie) überwiegend:
   a) somatogen, b) psychoreaktiv, c) endogen,
   jedoch immer mehrfach überlappend

**„Begleitdepression": Depressivität bei körperlicher Erkran-
kung (insbesondere wichtig: „Rehabilitations-Hospitalismus")**

allgemeine Verteilung	in der Neurologie
NEUROLOGISCHE ABTEILUNG 20% (65 Betten + Amb. 1200/J) stationär > ambulant	Apoplexie (N = 200) 30% Kopfschmerz (N = 544) 24% Radikuläre (N = 197) 16% MS (N = 70) 30%
INTERNE ABTEILUNG 14% (62 Betten) (+ HNO, Augen, Chir., Gyn. etc.) „Schwere der Erkrankung" irrelevant chronisch > akut	

Abb. 1.7: *Die von uns sogenannte „Begleitdepression" ist in unserem Re-
habilitationskrankengut eine sehr häufige Diagnose. Es kommen dabei einerseits die hypnoide Entspannung mit formelhafter Vorsatzbildung, andererseits die Dynamisierungskomponente besonders zum Tragen. Die
Begleitdepression stellt keine Kontraindikation dar. Hingegen kann bei
schwerer oder vordergründiger Depression die emotionale Überschwemmung zu Schwierigkeiten führen. Überdies kommen solche Patienten
auch kaum in die Lage einer hypnoiden Entspannungssituation.*

Eine gewisse Nachteiligkeit zeigte sich bei unserer systematisch ausgewerteten Serie dadurch, daß den Patienten freiwillig
die Teilnahme an unterschiedlichen Therapiemaßnahmen über-

lassen wurde. Dies resultierte darin, daß manche Patienten die
„angenehmeren" therapeutischen Maßnahmen bevorzugten,
so etwa die Unterwassergymnastik im warmen Bad oder die Massage.

Es ist insofern eine wichtige Erkenntnis, als man wissen muß,
daß der Patient keineswegs immer die für ihn geeignetste Maßnahme sucht, sondern diejenige, die für ihn am angenehmsten
und bequemsten ist, wenn wir auch fallweise ärztlich der Meinung sind, daß etwas anderes für ihn besser und wichtiger wäre.
Dies bedarf des Einbaus in künftige Indikationsplanungen bei
Therapien, indem man aufgrund besseren ärztlichen Verständnisses nicht all zu viel frei läßt, sondern gewisse klare Direktiven für
die Therapie ausgibt.

Messung und Aufzeichnung

Es konnte als ein konstanter Parameter festgestellt werden, daß
bei vorhandener Entspannung die **exspiratorische Pause über
der inspiratorischen** deutlich verlängert wird. Es kann das
sowohl zum interindividuellen als auch zum intraindividuellen
Vergleich verwendet werden. Da jedoch aber die Atemzyklen
einschließlich der inspiratorischen Pause bei verschiedenen Individuen und unter verschiedenen Situationen unterschiedlich lang
sind, zeigte sich, daß das relative Verhältnis mehr aussagt, als ein
isolierter Absolutwert. Es wurde darauf nach mehreren Versuchen eine Formel für den **„Entspannungsquotienten"** festgelegt, der das Verhältnis von inspiratorischer zu exspiratorischer
Pause berücksichtigt, weiters die individuelle Art des Atemzyklus
(näheres siehe im Kapitel 11). Dieser Entspannungsquotient liegt
in seinen numerischen Werten üblicherweise zwischen 15 und
50, ein numerisches Ansteigen bezeichnet ein Größerwerden der
exspiratorischen Pause in obiger Relation und gibt daher einen
direkten Hinweis auf den zunehmenden Entspannungszustand
(Abb. 1.8).

Im Rahmen der Erfahrung mit unseren Patienten zeigte sich,
daß in den meisten Fällen ein guter graphisch feststellbarer Entspannungseffekt mit klinisch guter Reaktion auf das respiratorische Feedback korrelierte; oder anders gesagt, es war nur in einigen Ausnahmefällen so, daß ein graphisch gut sichtbarer

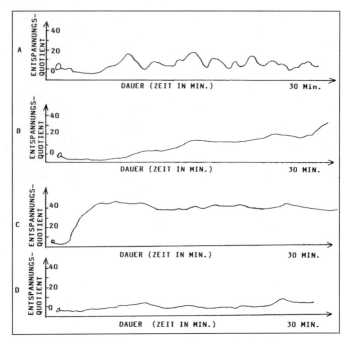

Abb. 1.8: Vier typische Kurvenverläufe im Laufe einer Entspannungssitzung von 30 Minuten. (Es wird in 2-Minuten-Abständen der „Entspannungskoeffizient" aufgezeichnet; siehe Text.)

Kurve A: Unregelmäßige Kurve als Ausdruck einer vegetativen Labilität mit stark schwankendem Entspannungszustand und allgemein minimal ansteigender Entspannungstendenz.

Kurve B: Kontinuierlich langsam zunehmender Entspannungszustand, der auch in seinem Höchstwert relativ niedrig bleibt. Die Kontinuität des Kurvenanstiegs läßt den Gesamtverlauf kurvenmäßig als positiv werten. (Dieser Entspannungstyp liegt häufig bei geringgewichtigen Menschen vor – Erfahrungswert.)

Kurve C: Kurvenbeispiel für „optimalen Entspannungsverlauf" (insbesondere auch bei konditionierten Menschen nach längerem Üben auftretend). Rascher Entspannungsanstieg mit einem stabilen Plateau und einem hohen Entspannungswert.

Kurve D: Rein kurvenmäßig indifferenter Verlauf, also Verbleib der Kurve im Bereich der Null-Linie.

Entspannungseffekt ohne klinisches Korrelat vorlag und daß ein klinisch schlechter Entspannungseffekt gute klinische Ergebnisse brachte.

Weitere Erfahrungen

Unabhängig von den **in Abb. 1.6b** dargestellten 100 Fällen aus der Neurorehabilitation hatten wir vorher schon eine beträchtliche Anzahl von Patienten im RFB auch in anderer Hinsicht untersucht **(Abb. 1.9)**. Es handelte sich dabei in etwa der Hälfte der Fälle um chronische Schmerzpatienten und in der anderen Hälfte der Fälle um Neurorehabilitationspatienten mit Anpassungsschwierigkeiten an die neue, behinderte Situation. Auch dabei ergab sich ein Imediaterfolg von etwa 2/3 der Patienten nach obigem Gesagtem in hochgradiger Übereinstimmung mit der subjektiven Angabe des Patienten und der Entspannungskurve plus Entspannungsquotienten.

Etwa eine Hälfte der Patienten hatte die typische Problematik der Rehabilitationspatienten: nämlich einerseits möglichste Minimierung der Befindens- und/oder Funktionsstörungen des restierenden körperlichen Defekts. Anderseits die daraus resultierende Umweltproblematik. Die zweite Hälfte waren chronifizierte Schmerzpatienten, weitgehend mit ei-

Respiratorisches Feedback, Neurol. Valduna, 1 Jahr
72 Patienten; davon systematisch auswertbar: 48

	RFB-Erfolg --->	positiv	indifferent	negativ	Abbrüche
K L I E N T E L	Frauen N = 29	23 (79%)	1 (3%)	7 (10%)	2 (7%)
	Männer N = 19	10 (53%)	7 (37%)	1 (5%)	1 (5%)
	Gesamt N = 48	33 (69%)	8 (17%)	4 (8%)	3 (6%)

Abb. 1.9: Neben dem globalen Positivansprechen von etwa zwei Drittel unserer Patienten, zeigt sich ein besseres Reagieren von Frauen. Darüber hinaus zeigte sich jedoch (in der Tabelle nicht gesondert ausgeworfen) ein deutlich positives Resultat bei den Patienten mit zusätzlicher Suggestivbehandlung gegenüber denen mit reinem RFB ohne solchen Zusatz (siehe Text).

ner sich verselbständigenden Schmerzkrankheit, daraus resultierend häufig Abususproblematik (Analgetika, Tranquillizer, fallweise plus Alkohol). Eine depressive Komponente (im Sinne unserer vorerwähnten „Begleitdepression") war bei der Mehrzahl unserer Patienten vertreten.

Bei einem Drittel der Patienten mit schlechtem Ansprechen befanden sich zwei, die aufhören wollten „weil sie vom RFB nichts hielten" und einer, der mitteilte, daß ihm das Rasierwasser des Behandlungsleiters zu stark rieche.

Überdies fand sich global folgendes: **Frauen sprachen besser an** als Männer. Ein weiterer diagnostischer Schwerpunkt für gutes oder schlechtes Ansprechen ergab sich nicht. Nach einer reinen Zufallsstreuung wurde bei einzelnen Patienten reines Biofeedback gemacht, bei anderen Patienten unter psychotherapeutischem Kontext heraus Suggestivinhalte in unserer therapeutischen Gruppe besprochen, dann formelmäßig in die Endphase der vegetativen Umschaltung des Patienten im RFB eingepflanzt. Es ist interessant, daß alle Patienten mit gutem Erfolg der Gruppe **mit suggestiven Inhalten** entsprach und die Patienten mit Abbruch respektive Mißerfolg aus der Gruppe ohne Suggestivverstärkung waren.

Hier wird nocheinmal klargestellt, daß man das respiratorische Feedback ohne suggestive Formeln rein als psychophysische Maßnahme verwenden kann und andererseits man auch in das Hypnoid formelhafte Vorsatzbildungen (wie sie aus dem Autogenen Training bekannt sind) einpflanzen kann. Die folgenden beiden Kasuistiken ergeben gute Beispiele dafür.

Kasuistik

Eine 18-jährige Patientin
kam zur stationären Aufnahme mit Kribbelparästhesien an beiden Beinen und am rechten Arm. Unter Diagnose Polyradikuloneuritis ungeklärter Ätiologie erfolgte die übliche kombiniert medikamentös-physikalische Therapie. Gleichzeitig handelte es sich bei der Patientin um ein sensibles, etwas ängstlich und zweitweise angespannt wirkendes Mädchen mit deutlichen vegetativen Zeichen (vermehrtes Schwitzen, Erröten, wechselnde Tachykardie).

Es wurde die Indikation für eine RFB-Behandlung gestellt (reine Entspannung ohne spezielle Persönlichkeitsformel). Die Patientin entwickelte eine kontinuierlich sich verbessernde Entspannungskurve, bei gleichzeitig zunehmendem subjektiven Wohlbefinden und Ausgeglichenheit. Nach Abschluß einer 15-stündigen RFB-Behandlung wurden in regelmäßigen Abständen ambulante Nachkontrollen des Entspannungszustandes durchgeführt. Die Patientin berichtete in einer dieser Sitzungen, daß sie mit Hilfe des erlernten Entspannungstrainings nunmehr deutlich gelockerter die bevorstehenden und bereits bestandenen Anforderungen in der Schule meistern kann.

Hier zeigt sich also ein primär als „rein neurologisch" imponierender Fall, dem jedoch durch erhöhte Aufmerksamkeit auf die vegetative Labilität mit dem RFB besser geholfen werden konnte als nur mit einer „rein neurologischen Therapie". Es liegt also ein zusätzlicher Erfolg der unsererseits immer in den Vordergrund gestellten **„ganzheitlichen Betrachtungsweise" des Patienten** vor. Daß es sich beim vorliegenden Fall nicht um den in unserem Klientel größeren Teil von **langjährigen „Problempatienten"** gehandelt hat, sei am Rande bemerkt. Hingegen ist der folgende Fall ein solcher mit (auch für uns selbst überraschend) besonders gutem und positivem Erfolg.

68-jähriger Patient
litt seit seinem 40. Lebensjahr, im Anschluß an Myokarditis, an Ein- sowie Durchschlafstörungen, zusätzlich Kloßgefühl im Hals. Deshalb verschiedenste medikamentöse Versuche, seit 1986 mit Temesta und Lexotanil. Das Kloßgefühl besserte sich, die Schlafstörungen blieben. – Hier ambulante RFB-Behandlung (nur einmal pro Woche wegen langen Anreiseweges). Nach 10 Sitzungen mit RFB, Angabe über deutliche Besserung der Schlafstörungen. Nach weiteren 5 Sitzungen konnte der Patient „zum eigenen Erstaunen" einen regelmäßigen Schlaf finden. Gelegentliche Einschlafstörungen belasten ihn nicht mehr. Tranquilizer zwar nicht völlig abgebaut, aber vermindert. Der Kurvenverlauf der kontinuierlich aufgezeichneten Entspannungskurven zeigte deutliche Tendenz für Entspannung. Es wurden mehrere Suggestionsformeln, der jeweiligen momentanen Entwicklung der Therapie entsprechend angewendet. Dazu ge-

hörte unter anderem auch die Formel: „Ich werde einschlafen, wenn mein Körper Ruhe braucht ".

Zusammenfassung

Das Respiratorische Feedback zeigt sich als eine **praktikable, apparative Unterstützung für eine rationelle Psychotherapie.** Es spielt darin der neurophysiologisch definierbare „3. menschliche Grundzustand" des Hypnoids eine Hauptrolle. Es weist deutliche Gleichklänge und Unterschiedlichkeiten zum Autogenen Training auf. Jedenfalls kann es aber **nur im psychotherapeutischen Sinn** seine volle Wirksamkeit entfalten, und nicht etwa nur in einem mechanistischen Hineingleiten und wieder Auftauchen aus dem Hypnoidzustand. Dies schließt nicht aus, daß auch diese reine vegetative Umstimmung plus Dynamisierung bereits einen gewissen Effekt haben kann, der für bestimmte Indikationen wesentlich ist. (Abb. 1.4.) Im pschotherapeutischen Sinn haben wir Einpflanzung von hypnoiden Formeln (analog der formelhaften Vorsatzbildung im Autogenen Training) verwendet.

Die Möglichkeit der Anwendung in der Gruppe ist ein einerseits ökonomisierender Faktor, darf aber andererseits nicht nur unter dem ökonomischen Gesichtspunkt betrachtet werden, denn es eröffnen sich zusätzliche psychotherapeutische Möglichkeiten der Gruppendynamik. Allerdings muß man diese kennen und auch entsprechend einsetzen.

Mit einem **„Entspannungsrechner"** konnte in der Mehrzahl der Fälle Übereinstimmung der körperlichen Entspannungssituation mit subjektiver Besserung beobachtet werden.

Die gute Akzeptanz und weitgehende Nebenwirkungsfreiheit neben der **Kanalisierung einer guten kommunikativen Brücke zum Patienten** sind gerade im Zeitalter unserer immer mechanistischer werdenden Medizin besonders zu betonen.

Literatur

[1] Barolin G. S.: Experimental basis for a neurophysiological understanding of hypnoid states. European Neurology 21 (1982) 59-64.

[1a] Barolin G. S.: Das Hypnoid in der Integrierten Psychotherapie und in der Psychohygiene. Experimentelle und klinische Hypnose 11 (1/2), 1995

[2] Barolin G. S.: Integrierte Psychotherapie. Der Mediziner / 1993

[3] Barolin G. S., Reiter N., Meysen T.: Das Gruppen-RFB in einer komplexen Neurorehabilitation. Wiener med. Wochenschrift 19/20, 1995 Themenheft „Neurorehabilitation/ Altersrehabilitation" (Barolin G. S., Weiser V. edit).

[4] Leuner H.: Zur Indikation und wissenschaftlichen Fundierung des Respiratorischen Feedback (RFB). Der Allgemeinsarzt 1986; 6:344.

[5] Mehlstaub A., Barolin G. S.: Respiratorisches Feedback. Kurz- und Langzeitergebnisse unter besonderer Berücksichtigung der Schmerztherapie und Rehabilitation. TW Neurologie Psychiatrie 1990; 4:573-580.

[6] Oder W., Scheiderbauer, Barolin G. S.: Vergleichende Untersuchungen des Immediat-Erfolges von zweierlei Biofeedback-Methoden, in Barolin (ed.): Kopfschmerz 1984/4-1985. Stuttgart, Enke, 1985

[7] Schenk Chr.: Atem-Bio-Feedback. Die neue Methode der geistigen Tiefenentspannung der psychosomatischen Störungen. München, Heyne, 1990

[8] Wätzig H.: Das Respiratorisches Feedback. Eine Entspannungsbehandlung im Vorfeld der Psychotherapie. Psycho 1988; 14.

Weitere Veröffentlichungen des Herausgebers

Barolin, G. S.: Autogenes Training – Respiratorisches Feedback. Differentielle Indikationen, Abgrenzung, Einordnung. In: Pesendorfer (Hrsg.): Gedächtnisband zu J. H. Schultz 100. Geburtstag. Literas, Wien 1987.

Barolin, G. S.: Autogenes Training (AT) – Respiratorisches Feedback (RFB), neue Gesichtspunkte zu alten Erfahrungen. Ärztl. Praxis und Psychoth. **10**, 22, 1988.

Barolin, G. S.: Das Respiratorische Feedback (RFB) – Basis und Praxis. Der Allgemeinarzt, 136-149, 2/1998.

KAPITEL 1a

Patientenanweisungen

von

H. LEUNER (†) & H. K. A. MANSHAUSEN

Folgend werden Patientenanweisungen so wiedergegeben, daß sie einfach fotokopierbar sind und dem Patienten zum gegebenen Zeitpunkt übergeben werden können. Es sei ausdrücklich betont, daß diese Anweisungen keineswegs den verbalen Kontakt zwischen Therapeut und Patient ersetzen sollen. Vielmehr sollen sie den Gesprächen Nachdruck verleihen und die Möglichkeit geben, sich zu Hause selbst nocheinmal die wichtigen Punkte zu vergegenwärtigen. Es wird angeregt, daß der mit dem RFB Befaßte die folgenden beiden Patientenanweisungen direkt fotokopiert und in jenem Sinne benützt.

RFB – Anleitung für den Patienten, der in die Praxis kommt

Die erste Sitzung soll Sie vor allem mit der Eigenart der RFB-Therapie vertraut machen. Zeichen der Entspannung sind im allgemeinen schon nach drei Sitzungen deutlich. Dann können Sie vielleicht auch schon einen Einfluß auf Ihr Befinden feststellen.

- Beginnen Sie die Übung nicht abgehetzt oder unruhig.
- Richten Sie Ihre Zeit unbedingt so ein, daß Sie sich vor Beginn der Übung im Wartezimmer 15 Minuten ausruhen und beruhigen können.
- Legen Sie sich so bequem wie möglich zur Übung hin und lockern Sie einengende Kleidungsstücke.
- Achten Sie darauf, daß Sie mit einer leichten Decke zugedeckt sind.
- Beim Aufsetzen der Signalkappe durch die Assistentin mit darauf achten, daß nichts drückt und die Kopfhörer die Ohrmuschel gut bedecken.
- Halten Sie während der Übung stets die Augen geschlossen.
- Lassen Sie die Licht- und Tonreize so einregulieren, daß sie gut wahrnehmbar sind, aber nicht stören.
- Geben Sie sich dem Rhythmus von Licht und Ton passiv hin, ohne sich darauf zu konzentrieren. Tun Sie so, als wenn Sie schlafen möchten.
- Versuchen Sie nicht, irgend etwas „machen zu wollen" oder in einem bestimmten Atemrhythmus zu atmen.
- Geben Sie sich dem natürlichen Rhythmus Ihres Atems gemäß der Formel: „Es atmet mich" passiv hin.
- Wenn Sie vorübergehend das Gefühl haben, Sie könnten einschlafen, erschrecken Sie bitte nicht. Allmählich pendelt sich ein Zustand an der Schwelle zum Schlaf ein, an der die tiefste Entspannung liegt. Sie werden diesen angenehmen Zustand nur dann erleben und genießen können, wenn Sie sich nicht dagegen wehren, sondern ihn zulassen.
- Nach Beendigung der Übung bleiben Sie bitte noch liegen und lassen die Wirkung langsam abklingen. Warten Sie auf die Assistentin, die Ihnen die Signalkappe abnimmt.
- Machen Sie danach energisch die Ihnen gezeigte Übung des „dynamischen Zurücknehmens".

- Bleiben Sie anschließend noch einige Minuten (im Warte-zimmer) sitzen.
- Halten Sie den nächsten Behandlungstermin auch dann ein, wenn Sie das Gefühl haben, beschwerdefrei zu sein.
- Das Zeitraster für Ihre Behandlungstermine sollten Sie so planen, daß Sie nicht hetzen müssen. Das ist für den Erfolg der Behandlung sehr wichtig.

Es folgt nun eine zweite Patientenanleitung, die zu einem gegebenen späteren Zeitpunkt (siehe Kapitel 3 von *Leuner* „Überführung in Selbstübungen") dem Patienten weitergegeben werden
sollte. Es gilt dabei das Gleiche wie bei der ersten Patientenanleitung: Die fotokopierte Übergabe an den Patienten darf keineswegs die persönlichen, wörtlichen Erklärungen des Arztes zur
Einführung ersetzen wollen. Sie dient vielmehr nur zur Verstärkung und zum häuslichen Memorieren des Gesagten.

Anleitung für den Patienten zu den häuslichen Übungen mit dem Atemfeedback

Sie sind inzwischen in den Übungen des Atemfeedback so weit fortgeschritten, daß die beruhigende Entspannung deutlich und mit gewisser Regelmäßigkeit eintritt.

Durch Ihre bisherigen Übungen mit dem Ziel, einen angenehmen Zustand seelischer und körperlicher Ruhe und Entspannung herbeizuführen, hat sich eine Art „Entspannungsreflex" herausgebildet. Sie sind mit dem optischen und langsamen Atemrhythmus vertraut geworden. Damit können Sie nun die Entspannung in häuslichen Übungen allein hervorrufen.

Diese häuslichen Übungen sind einfach und angenehm durchzuführen. Sie legen sich in einer ruhigen Minute auf Ihr Bett oder auf eine Couch und schließen die Augen. Äußere Reize sollten Sie weitgehend abschirmen. Der Raum sollte abgedunkelt sein, evtl. können Sie ein Tuch über die Augen legen. Auch Geräusche wie Stimmen, Verkehrslärm, Klingel usw. sollten nicht zu Ihnen dringen. Entspannen Sie zuerst die Muskeln der Arme und der Beine. Dann stellen Sie sich einen der folgenden Inhalte vor, je nach dem, welcher davon Ihnen am angenehmsten ist:

a) die Situation der Übungen in meiner Praxis,

b) den Rhythmus der heller und dunkler werdenden Lampe oder

c) das rhythmische An- und Abschwellen des Tones.

Sie sollten diese Übung jeden Tag 15-20 Minuten durchführen.[1]

- Wenn sich einmal Gedanken störend einschleichen, versuchen Sie, diese sanft aus Ihrem Bewußtsein zu schieben und konzentrieren Sie sich immer wieder auf die gewählte Vorstellung.
- Gut ist es, eine Liste anzulegen, auf der Sie täglich mit einigen Stichworten eintragen, wie die Übung ausgefallen ist oder welche etwaigen Schwierigkeiten Sie damit hatten.

---

1. Wenn Sie mit dem Autogenen Training sehr vertraut sind, können Sie auch mit den Formeln von Schwere und Wärme beginnen. Das Wichtigste bei der Tiefenentspannung ist jedoch die Atmung und der von Ihnen beim Atemfeedback erlernte „Entspannungsreflex".

Sie können die Übung auch abends vor dem Einschlafen durchführen. Sie wirkt in der Regel schlaffördernd, und es ist nicht schlimm, wenn Sie während der Übung einschlafen. Ergänzend gibt es noch eine „Teilübung". In allen Situationen des Alltags, in denen Sie stehend, sitzend oder liegend warten müssen: etwa in öffentlichen Verkehrsmitteln oder als Beifahrerin oder Beifahrer im Auto; schließen Sie die Augen, und nehmen Sie die Übung vor. Schon zwei, fünf oder zehn Minuten in eine leichte Entspannung versunken zu sein, ist überraschend erholsam, beruhigt und fördert Ihre Spannkraft. Sie gibt Ihnen auch innere Distanz gegenüber schwierigen oder unangenehmen Situationen, die Ihnen bevorstehen. – Versuchen Sie es doch einmal. Sie werden überrascht sein, wie wohltuend diese eingeschobenen Übungen sein können.

Bitte sprechen Sie über Ihre Erfahrungen mit dem Arzt und/ oder ggf. mit der Arzthelferin. Bringen Sie Ihre Übungsliste mit (auch wenn Sie vielleicht unvollständig ist). Mit den RFB-Übungen ohne Gerät haben Sie jederzeit ein starkes Beruhigungs- und Erholungsmittel zur Verfügung. Sie verstärken das Ergebnis der Übungen, die Sie in der Praxis durchführen, und sind später völlig unabhängig davon.

Wenn Sie regelmäßig üben, können Sie bald weitgehend auf Beruhigungs- und Schlafmittel verzichten.

KAPITEL 2

Manuskriptfragmente von H. Leuner

Übersicht von einigen mit dem RFB behandelten chronischen Patienten in Stichworten

Patient 1
43 Jahre alte Frau, verheiratet, Hausfrau, ein Kind.

Nach einem konfliktzentrierten Gespräch Status astmatikus, seit fünf Jahren Asthma, mehrfach Status in fünf vorangegangenen Monaten, langjährige Cortisonbehandlung. Nach 17-tägiger Intensivbehandlung in der Medizinischen Klinik Rücküberweisung in die Psychiatrische Klinik.

Diagnosen internistisch
Asthma Bronchiale (seit fünf Jahren), Hypertonie, Nephrolitiasis, Subazidität, abdominelle Koliken (ohne Befund).

Ergänzende Diagnosen in der Universitäts-Nervenklinik
Migräne, Inappetenz, tägliches Erbrechen, Schlaflosigkeit, agitiert depressiv, allgemeine Nervosität.

Behandlung
Unter Beibehaltung aller Medikation (Melleril 3 x 25 mg, Laroxyl 3 x 25 mg, Urbason 2 x 2 mg oral, Intal 4 x tgl. mit Inhaler, Agiolax 2 Teel. tgl., Nachtmedik.: Melleril 25 mg, Nembutal, Saroten ret. 75 mg.) RFB-Therapie täglich. Spricht nach der zweiten Sitzung „von schneller Entspannung"; nach neun täglich durchgeführten RFB-Sitzungen: nach zwei Übungen Gefühl, es gehe aufwärts, sie könne wieder essen, es schmecke. Jetzt gehe Erbrechen zurück, sie fühle sich ruhiger, abgeschottet, schlafe gut, keine Erstickungsanfälle, an Gewicht zugenommen, nicht mehr depressiv, Besuch bei der Familie positiv. Entlassung aus der Klinik nach 5 1/2 Wochen.

Ambulante Weiterbehandlung
Nach insgesamt 15 RFB-Übungen: guter Schlaf ohne Schlafmittel, keinerlei Erbrechen, keine Asthmaanfälle, selbst ohne Medi-

kation. Im häuslichen Milieu stets ruhig, gelassen und gleichmäßig. Keine depressive Verstimmung mehr, selbstbewußt, sicher im Auftreten, ausgeglichenes Verhalten gegenüber Ehemann und Kindern.

Katamnese nach fünf Jahren
Allgemeines Wohlbefinden, keine Medikation.

Patient 2
50 Jahre, selbständiger Kaufmann, verheiratet, ein Kind.

Diagnosen internistisch
Funktionale Stenokardien, labile Hypotonie, Angstneurose seit ca. drei Jahren, noch internistisch stationär.

Ergänzende Beschwerden
Panik und Todesängste, Atemnot- und Herzanfälle, Herzbeklemmungen und -stechen, innere Erregung, Schwindel, ausgeprägte depressive Verstimmung.
Nimmt seit drei Jahren 3 x 2,5 mg Tavor.

Ambulante Behandlung mit dem RFB
RFB in elf Wochen. Hat lange keine Wahrnehmung der Entspannung, trotzdem positive Erwartungen; danach: Herzanfälle, Depression und Schwindelzustände zurückgetreten.
    Zehn weitere RFB-Übungen in acht Wochen: Ist wieder voll berufsfähig und arbeitet täglich in seinem Laden; keine Anfälle von Atemnot, depressive Verstimmung völlig zurückgetreten, frei von Medikation. Insgesamt 35 ambulante RFB-Übungen in 19 Wochen.

Patient 3
18 Jahre, Gymnasiastin, lebt im Elternhaus.

Diagnosen
Agoraphobie, Klaustrophobie, Depression mit Suizidalität, Kopfschmerzen, Ohrenstechen, Zyklus- und menstruelle Beschwerden, Schulschwierigkeiten mit Konzentrationsstörungen und Erschöpfungszuständen, Schlaflosigkeit; ausgeprägte Ablösungsproblematik bei unterdrückendem autoritärem Vater.

Behandlung
Tägliche RFB-Sitzungen ambulant, nach zwei Sitzungen „entspannt", nach sechs Sitzungen Schlaf gut. Nach drei Wochen insgesamt 20 tägliche RFB-Sitzungen: frei von Depressivität, Ängsten, Kopfschmerzen und den übrigen geklagten Beschwerden. Wirkt selbstbewußt, sicher, innere passive, untertänige Haltung gegenüber den begleitenden Eltern ist geschwunden, das Verhältnis hat sich, zumindest aktuell, in selbstbewußter Auseinandersetzung gewandelt.

Im Freiburger Persönlichkeitsinventar (FPI) Kurzform: Signifikante Besserung von „Depressivität, Dominanzstreben, emotionaler Labilität".

Patient 4
46 Jahre alte, verheiratete Frau, eine erwachsene Tochter.

Diagnosen
Seit 17 Jahren Angina pectoris nervosa, Herzstolpern, Phobie, Gleichgewichtsstörungen, Ohnmachtsanfälle, Essentielle Hypertonie; hat seit vielen Jahren das Haus nicht verlassen, praktisch arbeitsunfähig.

Behandlung
Nach der zweiten RFB-Sitzung paradoxe Reaktion, entschließt sich trotzdem zur Fortsetzung; kommt bis zur neunten Therapiesitzung in Gegenwart Angehöriger, beginnt dann mit Haus- und Gartenarbeit, erreicht schließlich vollständig ihre körperliche Leistungsfähigkeit wieder: erledigt jetzt Haushalt, Einkäufe usw. selbständig; die Blutdruckwerte sind nach der fünften RFB-Übung von 190/100 auf 120/80 mmHg gesunken, bleiben konstant, selbst nach drei Monaten, Kontrolle beim Hausarzt 140/80 mmHg. Insgesamt 23 RFB-Übungen.

Patient 5
30 Jahre alte, ledige Frau, Sachbearbeiterin.

Diagnosen
Chronisches psychovegetatives Syndrom mit Kreislaufbeschwerden, Atemnot, Schwindel, Rücken- und Unterleibsschmerzen, Obstipation.

*Die Beschwerden bestehen seit 15 Jahren, mehrfache Be-
handlungen blieben ohne Erfolg.*

Behandlung
*Nach den ersten RFB-Sitzungen Nachlassen der Beschwerden,
jedoch zunehmend betonter Leistungsanspruch: nach 15 Übungen hätten sich Obstipationen, Kreislaufbeschwerden, Schwindel, Rücken- und Unterleibsschmerzen usw. nicht gebessert.
Nach katarrhalischem Infekt und Enttäuschung paradoxe Reaktion, bricht Behandlung ab. Trotzdem testpsychologische Besserung der pathologischen Werte der Skalen: „Ängstlichkeit, Neu-
rotizismus und Rigidität", Beschwerdenliste minus 20 Prozent,
trotzdem subjektiv verschlechtert; macht einen Versuch mit Yoga.
Eine negative Übertragung ist retrospektiv wahrscheinlich.*

Diskussion zu Fall 1 bis 5
Gemeinsam besteht bei allen Fällen (bis auf Patient 5) ein chronisches Krankheitsbild mit unterschiedlichen psychosomatischen Komponenten, meist begleitet von einer größeren Zahl gra-
vierender psychogener Beschwerden von klinischer Relevanz. In
zwei Fällen setzt die Besserung schon nach wenigen Sitzungen
ein und fördert bei Therapeut und Patient eine positive Einstellung gegenüber dieser Behandlungsmethode. Das traf eigentümlicherweise auch bei den zwei Patienten ein, die anfängliche
Schwierigkeiten mit dem RFB hatten. Selbst bei der letzten Patientin stand anfangs eine subjektive Erleichterung, später sogar
testpsychologisch eine Besserung; trotzdem aversive Fehleinstel-
lung bei starkem Leistungsdrang.

Die anfängliche Beibehaltung der zum Teil schon lange ein-
gehaltenen Medikation scheint sinnvoll. Die Bedeutung des RFB
als adjuvante Therapie auch im Rahmen klinischer internistischer
und/oder psychiatrischer Behandlung ist offensichtlich günstig.

Alle fünf Therapien kennzeichnet ferner, daß hinsichtlich der
Frequenz der RFB-Übungen das empfohlene Standardvorgehen
belassen wurde: Es wurden tägliche Übungen durchgeführt, und
zwar solange, bis die Patienten praktisch symptomfrei waren,
also 15 bis 35 Sitzungen, zum Teil in gestreckten Intervallen. Im
Fall 4 wurde die Serie trotz bereits bestehender wesentlicher Besserung prophylaktisch durchgeführt. In jedem der Fälle fanden
zwei bis vier halbstündige Gespräche statt, eingestreut in Inter-

vallen, die dem jeweiligen Fall angepaßt waren; sie dienten vor
allem der Schaffung einer positiven, vertrauensbildenden Atmosphäre, jedoch ohne Betonung suggestiver Akzente gegenüber
der Methode. Andrängende Konflikte wurden aufgegriffen und
aktuelle Lösungsmöglichkeiten diskutiert. Der Fall 5 bildet eine
Ausnahme durch die bald eintretende paradoxe Reaktion.

Patient 6
46jährige, verheiratete Hausfrau, eine 17jährige Tochter.
   *Die adipöse Frau wird von der Poliklinik der Medizinischen
Universitätsklinik zur psychovegetativen Behandlung überwiesen, nachdem dort organische Ursachen des Krankheitsbildes
ausgeschlossen wurden.*

Diagnose
*Angina pectoris nervosa, Gleichgewichtsstörungen, Ohnmachts-
anfälle, Essentielle Hypertonie (RR 230/110 mmHg), phobisches
Syndrom.*
   *Die Patientin leidet seit der Geburt ihres einzigen Kindes vor
17 Jahren unter ihren Symptomen. Seit dieser Zeit kann sie die
Wohnung nicht allein verlassen aus Angst, sie könne hinstürzen.
Sie ist ferner praktisch arbeitsunfähig. Der Haushalt wird vom
Ehemann und der heranwachsenden Tochter versorgt. Eine Kon-
fliktanalyse kann nicht aufgenommen werden, da die Patientin
einfach strukturiert und gehemmt ist. Deutlich ist ihre Abhängigkeit von der Umgebung und ihre Ängstlichkeit, sich zu exponie-
ren. Der Hausarzt hatte ihr von der empfohlenen Behandlung bei
uns abgeraten.*

Die erste ambulante RFB-Behandlung
*verträgt die ängstliche Patientin schlecht, sie entwickelt starke
Kopfschmerzen, Herzstiche und zittert. „Es ist, als wenn mein
Körper ein heftiges Erdbeben durchgemacht hätte …". Die Sitzung muß vorzeitig abgebrochen werden.*

Die zweite Sitzung
verläuft besser, jedoch ist die Patientin hinterher erschöpft.

In der dritten Sitzung
*wird die erwartete Entspannung realisiert: „Meine Beine und
Arme haben geschwebt, ich konnte sie nicht mehr fühlen und*

nicht mehr bewegen. Der übrige Körper ist versunken und immer kleiner geworden. " Das auftretende Gefühl des Sich-Auflösens empfindet sie als angenehm und ist zur Fortsetzung der Behandlung besonders motiviert.

Zu der neunten Therapiesitzung
kommt sie erstmals allein, was vorher nicht möglich war. Von da an gelingt es ihr, die Haus- und Gartenarbeit teilweise selbst zu verrichten. Ihre körperliche Leistungsfähigkeit nimmt weiter zu, bald kann sie ihren Haushalt selbständig versorgen.
Insgesamt wurden 23 RFB-Therapiesitzungen durchgeführt. Der Blutdruck lag anfangs bei 230/110 mmHg. Nach der sechsten Behandlung hat sich der Blutdruck bei 130/85 mmHg normalisiert, drei Monate später zu Hause stehen gute Normalwerte mit 140/80 mmHg.

Epikrise
Die 17-jährige chronische Erkrankung hat die Patientin ohne medikamentöse Unterstützung verloren. Die über viele Jahre eingehaltene antiphobische Vermeidehaltung wurde erstmals aufgegeben und die Patientin dem aktiven Leben wieder zugeführt.

Kriseninterventionen (Pat. 7)
Eine 35-jährige Patientin kommt in hochgradigem Erregungszustand in die Praxis. Sie hat erfahren, daß ihr Mann in Kürze an einem Glioblastom sterben wird. Sie ist unfähig, auch nur ein Wort zu sprechen. Nach 30 Minuten einer RFB-Übung ist sie gesprächsbereit und geht nach Hause. Tägliche Übungen und kurze Interviews wirken beruhigend und Ich-stützend; sie wird mit dem Tod des Ehemanns fertig, heiratet bald wieder und gebiert zwei Kinder.

Bewältigung einer akuten Konfliktsituation (Pat. 8)
Ein 38-jähriger Patient ist überlastet durch Schichtarbeit, Schwerhörigkeit und Reaktivierung früherer Angstzustände mit Schlaflosigkeit sowie Impotenz. Nach drei RFB-Sitzungen (30 min) und zwei Gesprächen ist er nicht mehr suizidal. Für weitere Gespräche aufgeschlossen, verarbeitet er seine Probleme ohne medikamentöse Unterstützung. Die Gesamtsymptomatik tritt zu-

rück, seine Einstellung hat sich gewandelt, sein Eheleben ist har-
monisch, obgleich die äußeren Bedingungen unverändert sind.

Hypnotika-Abusus (Pat. 9)
Eine 53-jährige Patientin wird dem Nervenarzt wegen langwieri-
gem Hypnotika-Abusus und wahllosem Konsum von Schmerzmit-
teln in die Praxis zugewiesen. Nach zweimonatiger RFB-Thera-
pie, kombiniert mit Aussprachen, ist die Patientin trotz eines
kurzen, konfliktbedingten Rückfalls frei von Mißbrauch.

Was ist Respiratorisches Feedback (RFB)?

Der positive therapeutische Einfluß einer Entspannungstherapie,
z. B. des Autogenen Trainings (AT), auf funktionale, psychovegetative, aber auch neurotische Erkrankungen ist unumstritten.
Selbst J. H. *Schultz* jedoch, Initiator des Autogenen Trainings,
räumt diesem dort Grenzen ein, wo die Störungen einen mittleren
Grad überschreiten und die Fähigkeit zur Konzentration begrenzt
ist. Hinzu kommt, daß die Einübung Wochen und Monate dauert.
Keine der geläufigen Entspannungsmethoden kann deshalb
schnelle Hilfe in akuten Fällen leisten.

An dieser Stelle setzt das von mir an der Universität Göttingen entwickelte Respiratorische Feedback (RFB) an. Seiner Eigenart nach ist es ein neuartiges, wenn auch bereits vor 18 Jahren
eingeführtes und vielseitig erprobtes Verfahren. Das Respiratorische Feedback hat eine Reihe entscheidender Vorteile:
- einfache und unkomplizierte Anwendung,
- motivierende Wirkung schon nach wenigen Sitzungen,
- Tiefenentspannung mit minimalem Aufwand,
- begrenzte Übungszeit (12 Sitzungen) sowie
- klare neuropsychologische Ergebnisse, eine geklärte theoreti-
  sche wie auch neurophysiologische Begründung.

Klinische und psychometrische Effizienzkontrollen an mehr
als 1000 Patienten haben eine große Indikationsbreite gezeigt.

In der therapeutischen Praxis hat diese Behandlungstechnik
heute vielfältige Anerkennung gefunden. Ihr wissenschaftliches
Konzept und die ihr zugrunde liegende Theorie hat jedoch den

„Hauptstrom" (Mainstream) der medizinischen Wissenschaft
noch kaum erreicht.

Was ist Biofeedback?[1]

In der Mitte der 60-er Jahre verfolgte ich anläßlich von Gastpro-
fessuren an US-amerikanischen Universitäten die damals aufkommende neue Entwicklung der Biofeedback-Forschung.

Die Erforschung des Biofeedback-Prinzips gründet in der
Möglichkeit, unbemerkt ablaufende autonome Funktionen des
Organismus elektronisch abzutasten und in deutlich wahrnehm-
bare Signale zu überführen. Das betrifft selbst kleinste, bisher allein durch lange Übungen des Patienten erfahrbare Entspan-
nungsschritte. Man denke z.B. an die Erreichung des „Schwere-
Erlebens" beim Autogenen Training (AT). Auf elektronischem
Wege kann der Patient die Entspannung weit überzeugender
wahrnehmen. Der Erfolg wird durch die elektronisch verstärkten
Signale in kürzerer Zeit erreicht als mit den langwierig erlernbaren Sensationen der Eigenwahrnehmung beim AT.

Die Signale erfolgen nach dem Prinzip der „operativen Kon-
ditionierung"[2], d.h. einer unwillkürlichen Adaption des Patienten
an die sich verändernden Signale (*Skinner*)[3].

Das Grundprinzip etwa der Schwere-Übung des Autogenen
Trainings wird hier also ersetzt durch die Verfeinerung der dort
relativ spät erfaßten Selbstwahrnehmung. Der Patient erhält **sofort, und nicht erst nach einer langen Übungsperiode,** die
deutliche Rückmeldung über den Verlauf der Muskelentspannung. Ein Kybernetischer Zirkel ist entstanden und erlaubt eine

---

1. Begriff „Feedback" (engl.) = Rückmeldung, Rückkoppelung, hier angewandt auf biologische Systeme im Zusammenhang mit kybernetischen Re-
   gelkreisen (Wiener 1961)

2. Der Begriff „operant" bezieht sich darauf, daß die Versuchsperson eine
   Handlung vollziehen muß, um eine Belohnung (ein Reinforcement) zu erhalten. Die Entwicklung von Biofeedbacksystemen wurde erst durch die
   moderne Bioelektronik möglich, hier durch das Elektromyogramm (EMG),
   das die Muskelaktionsspannung registriert.

3. Die enthusiastischen Prognosen über die Zukunft gesteuerter Selbstthei-
   lungsvorgänge beim Menschen wurden später abgelöst von einer Phase der
   Ernüchterung. Die anderen Methoden, wie Biofeedback der Hauttemperatur,
   der Herzfrequenz, des Blutdrucks usw. zu erläutern, erübrigt sich hier.

sofortige und deutliche Wahrnehmung der Veränderungen. Damit ist eine dauernde Kontrolle der abgeleiteten Funktion gewährleistet und regt zu deren Veränderungen an.

Andere Untersuchungen befaßten sich mit der Selbstkontrolle der elektrischen Vorgänge im Gehirn. Es hatte sich gezeigt, daß Meister ostasiatischer Meditation in der Versenkung eine hohe Aktivität der langsamen Alphawellen im Elektroenzephalogramm (EEG) aufweisen. Dies beobachtete als erster *Tart*, ein prominenter Bewußtseinsforscher in den USA.

Die willkürliche Beeinflussung der relativ langsamen Alphawellen, so wurde geschlossen, könnte zu einem schnellen Zugang zu einem meditativen Versenkungszustand führen. Diese Experimente legten den Schluß nahe, mit Hilfe des Alphabiofeedback auch die durch das Autogene Training nur mühsam erreichbare Gesamtentspannung des Organismus in sehr kurzer Zeit und wirkungsvoller hervorzurufen. Das hätte einen dramatischen Fortschritt z.\B. für die Entspannungsbehandlung größerer Gruppen psychovegetativ und neurotisch erkrankter Patienten bedeutet.

Diese naheliegenden Schlußfolgerungen erwiesen sich jedoch nach vielen und sorgfältigen experimentellen Untersuchungen von 1669 bis 1975 als trügerisch, als „viel Lärm um Nichts", wie der schottische Psychologe *Hume* (1979) feststellt.

Die Hoffnung wurde enttäuscht. Die von den prominenten deutschen Nervenärzten Prof. Ernst *Kretschmer* und Prof. J.H. *Schultz* in den 50-er Jahren gebildete Hypothese, eine „Gesamtumschaltung des Nervensystems" vom Gehirn aus könne durch das Alphabiofeedback hervorgerufen werden, traf nicht zu.

Der Faktor „Atem"

Die Hypothese der hirnbedingten zentralnervösen Umschaltung zur autogenen Entspannung und Meditation von *E. Kretschmer* und *J.H. Schultz* wurde auch von dem deutsch-kanadischen Therapeuten Luthe als wahrscheinlich erachtet. Der kompetente neurophysiologische Forscher *Birkmayer* (1958) hatte in der Festschrift zum 70. Geburtstag Kretschmers als Ort der „Zentralen Umschaltung" das retikuläre System im Hirnstamm des Menschen genannt.

In meiner Eigenschaft als Neurologe hatte mich diese Hypothese fasziniert und nicht mehr in Ruhe gelassen. Ich begab mich auf die Suche nach jenem hypothetischen zentralen Stimulans, das geeignet ist, den „Trigger-Mechanismus" der „zentralen Umschaltung" zuverlässig auszulösen. Ich tippte auf den **Faktor „Atem"** als Basis dieses Trigger-Mechanismus.

Die im **ostasiatischen Bereich** entwickelten, z. T. von Yoga und der Meditation her kommenden Verfahren sind entscheidend auf Atemtechniken konzentriert. Diese Techniken zeichnen sich aus durch:

- sehr einfache Struktur,
- leichte Erlernbarkeit,
- Hinführen zu vertiefter Versenkung,
- ausgeprägte Bewußtseinsveränderung.

Soweit sie bislang in westlichen Ländern geübt werden, zeigen wissenschaftliche Untersuchungen ausgeprägte Veränderungen physiologischer und psychologischer Parameter. Sie haben sich in der Behandlung psychotherapeutischer und psychiatrischer Fälle bewährt.

Die große Anzahl und die Verbreitung meditativer Methoden in den ostasiatischen Kulturen beruhen auf mythologischen und religiösen Traditionen und auf einer seit 2 1/2 Jahrtausenden tradierten Lebensphilosophie, wie z. B. bei Yoga und dem Buddhismus. Diese Methoden und Techniken wurden auch zu höchster psychischer und körperlicher Leistungssteigerung ausgeformt. Unter Einfluß der westlichen medizinischen Betrachtung wurden sie als Entspannung für psychohygienische und psychotherapeutische Zwecke in den Vordergrund gerückt. Es wäre aber ein Irrtum anzunehmen, die Übernahme östlicher Techniken in die westliche Psychotherapie müsse vergleichsweise oberflächlich sein. Die Zielsetzungen und die Art der Leistungssteigerung in der westlichen Zivilisation entsprechen zwar nicht denen der ostasiatischen Tradition. Jedoch haben erfahrene Experten, wie die deutschen Ordinarien *Langen* (1963) und auch *Pfeiffer* (1966), auf die schwer verständliche Ignoranz des wichtigen **Faktors „Atem"** in medizinischen Entspannungstechniken des Westens hingewiesen. Sie wurden nicht gehört.

Inwieweit der einzelne Therapeut bei Einübung von Atem-
übungen Teile meditativer oder anderer weltanschaulicher Einstellungen übernimmt, bleibt diesem selbst überlassen.

Der Übergang von einer vertieften Versenkung hin zu einer
Meditation ist bei langen und konsequenten Übungen evtl. auch
ohne Anleitung fließend, selbst wenn er unbeabsichtigt ist.

Der hier zunächst zur Debatte stehende Kern der entspannenden Wirkungen von Atemtechniken ist technisch von sehr einfacher Art, wie die beim Buddhismus oder der Transzendentalen
Meditation (TM) ausgeliehenen Formen. Ihre Wirkung tritt relativ schnell ein, und ihr Ausmaß und die Breite ihres Einflusses
sind bemerkenswert groß.

Die Beachtung des Atems in den Entspannungsmethoden
führt nahe an die Antwort der gestellten Frage nach der These der
zentralnervösen Relaxation des Organismus nach E. *Kretschmer*,
J.H. *Schultz* und *Luthe* heran.

Wie eingangs erläutert, ging ich anfänglich bei meinen Erwä-
gungen von der Entwicklung der Biofeedback-Methoden in den
USA aus. Das bestechende Moment lag in der sofortigen und unmittelbaren Wahrnehmung des aktuellen Zustands einer autonomen Innervation und der sofortigen Verstärkung Ihres Ausgangs-
wertes durch die Biofeedback-Rückmeldung.

Ich erwartete, daß die Anwendung des Biofeedbacks auf die
Atembewegungen bei unseren Patienten entweder die überhöhte
Wahrnehmungsschwelle durch Störungen oder Schmerzen usw.
überwindet, oder daß die nur deutlich wahrgenommene Rhyth-
mik der Atemsignale während der 30-minütigen Übungsphase
unverändert erhalten bleibt und eine stabilisierende Wirkung auf
die vegetativen Systeme durch die rhythmische Konstanz eine
fortwährende Wirkung entfaltet.

Das Problem mangelhafter Konzentration, selbst auf die fein-
sten Schwingungen des meditativen Atems bleibt trotz etwaiger
Störfaktoren, wie beispielsweise Ängsten und abschweifenden
Gedanken, präsent. Bekanntlich ist selbst bei gesunden Meditierenden die Konzentration auf die Abdominalatmung begrenzt
und eine regelmäßige und konstante Konzentration oft mangelhaft oder schwankend. Die Übung einer konstanten „Achtsam-
keit", so von *Buddha* bezeichnet, gehört zu den größten Problemen der Meditierenden. Selbst das Erlernen des Autogenen
Trainings ist von den heute häufig unruhigen und hektischen

Menschen fallweise nicht zu bewältigen. Aber auch die Meditation langjährig Trainierter stößt fast regelmäßig auf bestimmte Schwierigkeiten, die in der Literatur vielfältig erwähnt werden.

RFB und Yoga

Ein charakteristisches Beispiel für den Wert der Rückmeldung führe ich an:

Eine etwa 50-jährige, sehr erfahrene Psychologin, die seit 20 Jahren täglich ihre halbstündige oder längere, bei einem Meister erlernte, Yoga-Übung durchführt, hatte ich gebeten, anläßlich eines Besuches bei mir das RFB zu probieren.

Nach 30-minütiger Übung war sie aufs höchste überrascht: Sie sei ganz unmittelbar in die Versenkung gelangt. Im Gegensatz zu ihren Yoga-Übungen habe sie sich für die Konzentration nicht anzustrengen brauchen. Sie habe mit der sonst üblichen anfänglichen Unsicherheit bei ihren Übungen nicht kämpfen müssen, ob es ihr jeweils gelänge, sich zu versenken oder nicht. Alles sei jetzt ohne Anstrengung gewesen, „wie von selbst" gegangen. Sie habe sich dadurch ganz überraschend wohl gefühlt und eine Form von Hingabe erlebt, die sie bei ihren Yoga-Übungen nur selten erreiche, weil der Weg in die Versenkung ihr häufig Anstrengung abfordere.

Die Kollegin war nach der Übung heiterer und aufgeräumter als zuvor.

Praxis der Therapie

Dieses Kapitel ist eines der wichtigsten des ganzen Buches. Die Anwendung des Respiratorischen Feedbacks ist erfreulich einfach. Trotzdem darf nicht verkannt werden, daß es eine überwiegend stützende, aber eben doch eine psychotherapeutische Methode ist. Die äußeren und interaktionellen Behandlungsbedingungen sollten dies im Interesse der bestmöglichen Wirkung auf den Patienten und seinen Krankheitszustand berücksichtigen.

Das Augenmerk soll deshalb einerseits auf die **Umgebungssituation** gerichtet werden; es ist wichtig, weil die Hilfe der elektronischen Vorrichtung (wie bei allen Biofeedback-Methoden)

den Eindruck erwecken kann, das RFB sei eine apparative Methode. Dieses mögliche Mißverständnis kann den Patienten betreffen. Besonders ungut ist es jedoch, wenn der Arzt und/oder seine Helferin diesem Mißverständnis ebenfalls unterliegen. Gerade im Routinebetrieb einer Praxis oder Klinik kann der dem Alltagsstreß ausgesetzte Mitarbeiter leicht verführt sein, die RFB-Behandlung allein an die Vorrichtung zu delegieren. Deren Technik soll jedoch in den Hintergrund treten. Um dies zu ermöglichen, habe ich bei der von mir angeregten Konstruktion eines Gerätes auf eine ganz einfache Bedienung Wert gelegt. Zu der Umgebungssituation dieser stützenden Psychotherapie nun gehört eine freundliche und beruhigende Ausgestaltung des Behandlungsraums.

Auf der anderen Seite hat die Art der **Kommunikation** mit dem Patienten große Bedeutung. sie soll in einer ruhigen und freundlichen Zuwendung des Arztes und seiner Mitarbeiterinnen liegen. Gleiches gilt für das Gespräch zur Einführung in die Methode wie über die folgenden Anwendungen.

Das notwendige Verständnis für das RFB kann nicht allein durch Literatur oder praktische Anwendung der Methode erworben werden. Wie bei allen psychotherapeutischen Verfahren sollen sich der Therapeut und besonders seine Mitarbeiterinnen durch **Selbsterfahrung** ausgiebig mit der therapeutischen und emotionalen Eigenart sowie der tiefgreifenden Entspannungswirkung des RFB vertraut machen.

Erst dadurch werden die Betreffenden in die Lage versetzt, dem Patienten sachverständig und mit der nötigen Empathie die eigenartige Wirkung vertraut zu machen. Das betrifft sowohl das einführende Gespräch vor der Behandlung mit der genauen Erläuterung der Eigenart des RFB und seiner Wirkung, als auch die Notwendigkeit, etwaige Befürchtungen des Patienten zu zerstreuen bzw. auf Probleme, die während der Übungsperiode auftreten können, korrigierend einzugehen.

Der Arzt und seine Mitarbeiterinnen haben durch die Einübung in das RFB auch einen **persönlichen Gewinn**. Die angenehm entspannende und beruhigende Wirkung vermindert eventuelle Hektik, wirkt erholend, hebt die Stimmung und fördert damit indirekt das Arbeitsklima. Dieses wiederum wirkt sich in Praxis und Klinik günstig auf das therapeutische Klima, die la-

tenten Befürchtungen und damit einhergehende Anspannungen
der Patienten aus.

Zur Technik

Die bei dem RFB angewandte Biofeedback-Technik ist auf die
Verwendung eines elektronischen Gerätes angewiesen. Dieses
besteht aus drei unterschiedlichen Funktionsteilen:

1. ein elektronischer Sensor zur Registrierung der Atemfunk-
   tion, die zurückgemeldet werden soll (Input);
2. ein Steuergerät, das die Input-Signale verstärkt, sie auf einem
   Display sichtbar macht und erlaubt, diese zu variieren und in
   bestimmte Output-Signale umzuwandeln;
3. eine Vorrichtung zur Wahrnehmung der Output-Signale, hier
   ein Kopfhörer oder Lautsprecher und eine Signallampe; auch
   die Anzeige durch ein Meßinstrument bzw. einen Monitor
   kann zusätzlich benutzt werden – auf diese Weise entsteht
   eine Rückmeldeschleife.

Methodisch haben sich drei Formen der Rückmeldung herauskristal-
lisiert:

1. das analoge Biofeedback, bei dem die autonome bzw. vegetative
   Erregung dem Subjekt synchron mit dem Wechsel der Körperfunktionen übermittelt wird,
2. das binäre Biofeedback, bei welchem die Überschreitung einer
   Innervationsschwelle durch ein optisches oder ein Tonsignal ver-
   mittelt wird,
3. das digitale Biofeedback, in dem die Veränderung des autonomen
   Erregungszustands in einer Zahlenanzeige zur Darstellung kommt.
   Im allgemeinen überwiegt die optische und/oder akustische Signal-
   gebung.

Für das Respiratorische Feedback hat sich bislang allein **die synchrone Vermittlung der In- und Exspiration durch Abtasten der ab-
dominellen Atemexkursion bewährt.**

Bei der Gestaltung der Signale wird größter Wert auf die
möglichst mühelose Wahrnehmung dieser im sich einstellenden
veränderten Bewußtseinszustand gelegt, z.B. das Licht durch die
geschlossenen Augen. Sie sollen in ihrer Qualität und Stärke so
gestaltet sein, daß sie keinen Störreiz bilden. Vielmehr müssen
sie dem angestrebten veränderten Bewußtseinszustand senso-

risch angemessen sein. Es erhellt sich das **Lichtsignal** bei der Inspiration und wird dunkler bei der Exspiration. Parallel begleitet ein akustisches Signal (Kopfhörer oder Lautsprecher) den Rückmeldevorgang, sich bei der Inspiration verstärkend und bei der Exspiration abschwächend. Bewährt hat sich für das **akustische Signal** ein angenehmer Orgeldreiklang, tiefe Tonlage, alternativ ein "white noise", das von manchen Patienten gern mit der Vorstellung von Meeresrauschen verbunden wird. Die Stärke beider Signale soll bei jeder Sitzung individuell eingestellt werden, um dem inneren Erregungsniveau des Patienten und der während der Entspannung nicht selten zunehmenden sensorischen Empfindlichkeit gerecht zu werden[4].

Der elektronische Sensor ist mit einem Gürtel verbunden, wodurch die Atemexkursion abgetastet wird. Der Gürtel liegt locker um den Leib des Patienten, und zwar im Bereich des Nabels oder bei Frauen etwas höher im Bereich des Processus Xiphoideus (um die bei Frauen häufig beobachtete Thoraxatmung gemeinsam mit der wichtigen Bauchatmung zu erfassen).

Der Gürtel ist bei verschiedenen Geräten technisch unterschiedlich ausgelegt.

Eine gute Lösung ist durch eine schmale, biegsame Kunststoffplatte von etwa 30 cm Länge gewährleistet, die auf den o.g. Stellen des Körpers locker aufliegt und durch Klettverschlüsse mit einem um den Leib herumführenden Gurt verbunden ist. Er ist leicht anzulegen und stört den Patienten kaum. Die Platte wird durch die Atemexkursion leicht gebogen und federt bei der Exspiration in die Ruhelage zurück. Die elektronische Steuerung erfolgt durch einen auf der biegsamen Platte angebrachten Dehnungsmaßstreifen (sogenannter DMS-Sensor). Er verändert seinen Widerstand schon bei geringen Atemexkursionen und steuert dadurch den Verstärker. Diese Technik stößt allerdings bei sehr korpulenten Patienten oder bei Schwangeren (z.B. bei der Anwendung zur Geburtsvorbereitung und zur Einleitung der schmerzarmen Geburt) auf Schwierigkeiten.

Angenehmer und leichter ist die neue Technik einer Abtastung der Atemexkursionen durch einen **berührungslosen, infraroten Sensor** des Gerätes RFB 5000 S des Herstellers *Gesellschaft für Medizinische Feedbackgeräte GmbH* (MFB)[5], der

---

4. Zu fragen ist, ob die Signale bei der Ein- und Ausatmung angenehm empfunden werden und nicht stören.

etwa 15 cm über dem Abdomen in Höhe des Nabels angebracht wird und sehr zuverlässig arbeitet.[6]

Das Steuergerät, d. h. der Verstärker, wird von den einzelnen Herstellern unterschiedlich gestaltet (auf die jeweiligen Gebrauchsanweisungen wird verwiesen). Das Gerät Leunomed RFB 5000 S hat sich seit vielen Jahren im klinischen Bereich und in meiner Praxis bewährt.

Bei seiner Gestaltung wurde Wert auf eine einfache Bedienung gelegt:

a) Vermeidung unnötiger technischer Spezialitäten,

b) automatische **Einstellung von Nullpunkt und Atemhub**,

c) ein die Atembewegung bzw. den Atemhub anzeigendes, auch aus der Ferne sichtbares **Leuchtdioden-Display**,

d) **Orgelton** oder **"white noise"** können wahlweise eingestellt werden,

e) die **Lautstärkeregelung** ist mit einem Überblendregler verbunden,

f) während der Übung kann dadurch ein **Mikrofon** oder ein **Kassettenrecorder** dazugeschaltet werden, um Suggestivformeln einzublenden, mit der Möglichkeit zur automatischen **An- und Abschaltung der Kassette**.

Die Vorrichtung zur **Wahrnehmung der Signale** kann aus einer über dem Gesicht des Patienten **schwebenden Lampe** oder in einem weiter entfernt liegenden **Spotlight** und einem Kopfhörer bestehen. Für den Routinebetrieb hat sich eine gegen **Außenreize abschirmende Kappe** mit zwei kleinen Lämpchen und Kopfhörern bewährt. An ihr kann der Patient die Licht- und Lautstärke der Signale selbst regulieren.

Um einen PC oder Direktschreiber anzuschließen, hat der Verstärker einen zusätzlichen Ausgang. Dadurch kann die Atemkurve oder (mit Hilfe eines Rechners) der Verlauf des Entspannungsquotienten fortlaufend mitgeschrieben werden.[7] Das Gerät kann zum Zwecke der Verlaufsbeobachtung vom Behandlungs-

---

5. Vergl. Kapitel 10

6. Bei der Alternative der Anwendung des RFB oder eines anderen Biofeedback-Verfahrens hat sich die Akzeptanz durch den Patienten und auch das Bedienungspersonal als wichtig erwiesen (Barolin 1987). An die Stelle der mit der unangenehmen Kontaktpaste an den Patienten anzulegenden Elektroden bei den meisten Biofeedback-Verfahren tritt der hier beschriebene berührungslose Sensor.

raum entfernt in Sicht des Arztes oder der Sprechstundenhilfe aufgestellt werden. Alle Einstellungen, die Registrierung der genannten Kurven und das Einspielen von Suggestivformeln usw. können dadurch ohne Störung des Patienten erfolgen.

Die **Wahl der Liege** ist bei der Durchführung der RFB-Behandlung nicht gleichgültig. Die Liege muß breit genug sein, damit die leicht angewinkelten Arme des Patienten gut aufliegen, das Kopfteil sollte verstellbar sein, am besten auch das Fußteil, um beide leicht anheben zu können. Die Liege darf weder weich noch zu hart sein, sondern soll eine relativ straffe Unterlage bieten, welche die Entspannung der Thorakal- und Rückenmuskulatur fördert. Als besonders vorteilhaft hat sich neuerdings ein Liegensystem bewährt, das nicht nur diese Voraussetzungen erfüllt, sondern gleichzeitig den Körper in **leichte, dreidimensionale Schwingungen** versetzt und dadurch eine Massage der aufliegenden Körperpartien durchführt. Diese Schwingungen beruhen auf einem Ganzkörper-Feedback-Effekt, denn sie werden durch den Herz- und Pulsschlag des Organismus hervorgerufen. Sie fördern die Durchblutung der Haut (thermographische Untersuchungen), entspannen damit die peripheren Gefäße, entlasten also den Kreislauf und die Muskulatur.[8]

Um das Gefühl der Geborgenheit zu vermitteln, empfiehlt es sich, den Patienten mit einer leichten Decke zuzudecken. Das ist bei Kranken mit psychosomatischen Störungen besonders wichtig und bei Notfall-Patienten in akuter psychischer Dekompensation eine Bedingung für den Erfolg.

Zur Durchführung der Behandlung mit dem RFB ist **ein geschlossener Raum** vorteilhaft.

Mancher Patient ist **in zunehmender Entspannung akustisch überempfindlich**.

Die Hyperakusis entsteht offensichtlich durch eine anfängliche Entspannung des M. stapedius, der den Schall-Input des Ohres regelt. Sie ist vorübergehend, gehört aber zu den häufigeren Klagen der Patienten am Beginn der Behandlungsserie mit dem RFB. Deshalb ist ein ruhiger Raum vorteilhaft, der evtl. durch gewisse schallisolierende Maßnahmen

---

7. Die Fa. MFB liefert einen komplexen Kontroll-Computer mit Monitor speziell für das Gerät RFB 5000 S.

8. Bioswing Multifunktionsliege

geschaffen werden kann (z.B. Doppelfenster). Er sollte wenigstens 6 m^2 groß, wohnlich eingerichtet sein und ein Fenster haben.

Gelegentlich wird die Frage aufgeworfen, ob in einem größeren Zimmer **zwei oder drei Patienten gleichzeitig** behandelt werden können. Das ist durchaus möglich, sofern eine Sichtbegrenzung durch Vorhänge gegeben ist und garantiert bleibt, daß der Wechsel der Patienten jeweils gleichzeitig erfolgt. In diesem Fall sollen alle Patienten eine halbstündige Übung gemeinsam beginnen und sie auch gemeinsam abschließen. Dieses in Kliniken und Spezialpraxen mit Erfolg angewandte Setting erlaubt, daß die Patienten vor Beginn der Behandlung und vor allem hinterher ihre Erfahrungen untereinander austauschen. Auf diese Weise kommt auch ein Gruppengespräch mit dem Therapeuten im kleinen Kreis zustande (evtl. sogar zu sechst, wenn die neue dreier-Gruppe bereits eingetroffen ist). Die gut eingeübten Patienten informieren die anderen und ermutigen sie; Fragen können besprochen werden und eine **fürsorglich-optimistische Einstellung des Therapeuten** hat Verstärkerfunktion.

Anleitung zur Durchführung

Eine unkorrekte Anwendung „verschenkt" einen Teil des therapeutischen Erfolges. Ich habe deshalb die Hauptgesichtspunkte stichwortartig zusammengestellt, die allzu leicht Anlaß zu Fehlern geben.

1. Der Patient soll vom Arzt persönlich in aller Ruhe und sorgfältig in das Verfahren und seine Eigenart eingeführt werden.
2. Zur Ruhelage dient eine ausreichend breite Liege, nicht aber ein schmaler Untersuchungstisch. Der Patient soll gelockert, passiv und ohne Anstrengung mit geschlossenen Augen auf dem Rücken liegen (falls vom Patienten erwünscht, kann auch eine Seitenlage gewählt werden). Er wird gebeten, sich dem Rhythmus des Licht- und Tonsignals passiv hinzugeben.
3. Er muß darauf hingewiesen werden, daß **kein spezifischer Atemrhythmus** oder -typus gewünscht wird, sondern daß er lernen soll, dem natürlichen autonomen Rhythmus seines Atems zu folgen, d. h. der unwillkürlichen Atmung, wie er sie vor dem Einschlafen erlebt. Er möge sich deshalb inner-

lich auf eine **passive Einschlafhaltung** einstellen. Hilfreich kann auch die Formel „**Es atmet mich**" sein, verbunden mit der Vorstellung, den Atemrhythmus einer inneren Instanz, dem in seinem Kopf befindlichen **Atemzentrum**, zu überlassen.

4. Anschließend soll der Patient bei jeder Sitzung gefragt werden, ob ihn die Helligkeit des Lichts und die Lautstärke des Tons auf dem Höhepunkt der Einatmung nicht stören. Die Einstellung beider Signale kann am Verstärker oder an der Signalkappe auf die subjektiv angenehme Stärke erfolgen. Einige Patienten verzichten gern auf eines der Signale, manche **stört das Licht, andere der Ton**. Dies muß erfragt und das nicht gewünschte Signal abgestellt werden.

5. Nicht selten kommt der Patient abgehetzt zur Behandlung und/oder verläßt diese eilig, um sich in den streßreichen Straßenverkehr zu stürzen. Das ist für die zur Anspannung neigenden Patienten typisch. Zur Vermeidung dessen soll folgendes zur Bedingung gemacht werden:

   – **Wartezeit 15 Minuten vor Beginn der Behandlung** in Wartezimmer oder Sitzecke. Hier sollen neben ablenkender Lektüre (z.B. illustrierte Zeitschriften) Informationen über das RFB ausliegen: Hinweise auf die Übungen, Veröffentlichungen über Wirkung, Indikationen und (anonyme) Selbstberichte von Patienten.

   – Hinterher zum Abklingen der beruhigenden Entspannung **wiederum Wartezeit von 15 Minuten.**

   – In dieser Wartezeit sollten die Mitarbeiter der Praxis/Klinik auf eventuelle Kontakt- und Aussprachebedürfnisse der Patienten eingehen können. Diese spontanen Gespräche, nichtärztliche wie ärztliche, verbessern das Behandlungsergebnis oft wesentlich.

6. **Dauer der Sitzung:** Standard 30 Minuten, Verlängerung auf 40 oder mehr Minuten ist bei hartnäckigen Beschwerden (z.B. Tinnitus) vorteilhaft. Die Behandlung kann zweimal am selben Tag oder als „Doppelsitzung" von 60 Minuten stattfinden, wenn eine schnelle und intensive Wirkung angestrebt wird und der Patient davon profitiert. Das kann bei Patienten, die einen langen, zeitraubenden Weg zur Praxis haben, von Bedeutung sein.

7. **Frequenz:** Eine Standardtherapie benötigt minimal 10 Sitzungen von je 30 Minuten (ersatzweise 8 Doppelsitzungen à 60 Minuten bzw. zweimal 30 Minuten täglich). **Anfangs** sollen die Sitzungen **wenigstens dreimal wöchentlich** durchgeführt werden. – Nur eine Sitzung wöchentlich ist, ohne einen tiefen Entspannungszustand erreicht zu haben, ineffektiv. In extremen bzw. chronischen Fällen, auch auf Wunsch des Patienten, kann die Gesamtzahl der Sitzungen erhöht werden. Ferner ist eine regelmäßige Kontrolle der **begleitenden Heimübungen ab etwa der sechsten oder achten RFB-Sitzung angezeigt.** Als Regel kann übrigens gelten, **je dichter die Übungsfrequenz, um so schneller und effektiver wird die optimale therapeutische Wirkung** erreicht. Täglich durchgeführte Sitzungen, etwa bei klinischen Aufenthalten, gelten als besonders günstig.

8. Mit deutlichem Eintreten der Entspannung (vom Patienten als Schwere- oder Wärmegefühl oder auch Gefühl der Dösigkeit beschrieben oder objektiv am Verlauf der Kurve der Entspannungsquotienten abzulesen), d. h. im Durchschnitt nach der fünften bis achten Sitzung, sollte der Patient vom Arzt sorgfältig zu parallel durchgeführten **Selbstübungen zu Hause** angeleitet werden.

9. Zur Erhaltung der Entspannungswirkung soll der Patient diese häuslichen Übungen auch nach Abschluß der ärztlich geleiteten Therapie regelmäßig fortsetzen, ähnlich, wie es beim Autogenen Training die Regel ist. In Einzelfällen, in denen Selbstübungen nicht so gut gelingen oder der Patient aus dem Übungsrhythmus herausgekommen ist, sollten ihm eine kurze Wiederholungssitzung oder erneute Einübung angeboten werden, möglicherweise auch locker gestreute anschließende Sitzungen im Sinne einer „**Erhaltungsdosis**".

10. Sofern trotz dieser Anleitung nach maxima acht Sitzungen keine subjektive Entspannung verspürt wird, vielleicht sogar schon früher Angst- oder Unmutsreaktionen bestehen, ist der Patient möglicherweise noch nicht ausreichend auf die Behandlung eingestellt. **Konfliktzentrierte Gespräche**, am besten schon nach drei bis fünf Sitzungen, können entscheidend helfen, ebenso eine Verlängerung auf 15 bis 20 Übungen.

Störungen und deren Behebung

Schwierigkeiten in der Einübung des Respiratorischen Feedbacks oder Störungen im Verlauf der Behandlung sind insgesamt selten. Trotzdem muß der Therapeut Kenntnis von ihnen haben und in der Lage sein, sie zu beheben.

Die genannten Schwierigkeiten gliedern sich in solche, die durch

1. individuelle Reaktionsweisen der Patienten oder
2. mangelhafte Bedienung des Gerätes bedingt sind.

Zu 1): Individuelle Reaktionsweisen des Patienten

Bei 580 Patienten[9] mit abgeschlossener RFB-Behandlung (1982-1989) **klagten im Verlauf der ersten drei Sitzungen** auf Befragen insgesamt **21%** der Patienten über subjektive Beschwerden, der Häufigkeit nach über:

• störende Außengeräusche,
• innere Unruhe, z. T. mit Gedankendrängen,
• Kopfdruck,
• Herzklopfen oder Herzstolpern und
• andere psychovegetative Symptome (Magendruck, Wärmegefühl im Kopf etc.).

Nach der vierten und fünften Sitzung hatten nur noch 5% vegetative Körpermißempfindungen vorübergehend oder länger registriert. Über störende Außengeräusche berichteten dann nur noch weniger als 2%. Wurden diese Sensationen nach der fünften Sitzung noch geklagt, waren sie jeweils Ausdruck akuter emotionaler Belastungen, wie die konfliktorientierten Gespräche zeigten.

Gezielte Maßnahmen für diese subjektiven Störungsmöglichkeiten sind meistens nicht notwendig, da sie bei der großen Mehrzahl der Patienten nur am Anfang der Übungsbehandlung geklagt werden.

Schon *Schultz* stellte für Initialstörungen die Regel **„Weiter üben"** (mit dem Autogenen Training) auf und erklärte ihr schritt-

---

9. Erfahrungen aus der Praxis von Frau Dr. Wätzig: ruhiger Übungsraum ohne spezielle Lärmdämmung.

weises Verschwinden mit der sich ausbreitenden Gesamtentspannung des Organismus. Beim RFB sehen wir es analog.

Nach störenden Sensationen sollte aber regelmäßig gefragt werden. Dabei zeigt sich öfter, daß schon früher ähnliche Beschwerden oder analoge Befürchtungen bestanden haben, es sich also um eine vegetativ labile oder/und ängstliche Person handelt. Diesen Zusammenhang dem Patienten deutlich zu machen, relativiert oft Befürchtungen und dämpft die Besorgnis.

Im Falle der seltenen **ängstlichen Reaktionen** gibt es folgende Abhilfen:

• Besteht vor Beginn der Behandlung der Eindruck der Ängstlichkeit oder bestehen phobische Syndrome, so wird der Patient nach Einnahme der Liegeposition und Einstellung des Gerätes ausdrücklich nach ängstlichen Befürchtungen gefragt. Das kann in jedem Fall routinemäßig gemacht werden. Besser sollte umgekehrt gefragt werden: Ob der Patient sich nun soweit wohl fühle, die Übung beginnen zu können, oder ob er irgendwelche Befürchtungen, unangenehme Gedanken oder Beschwerden bemerke.

Wird letzteres bejaht, sollte man fragen, ob der Patient trotzdem einen Versuch machen möchte. Man kann ihm anbieten, noch eine gewisse Zeit im Raum zu bleiben oder daß die erste, evtl. auch die zweite oder dritte Sitzung zunächst in einem gestaffelten Vorgehen kurz gehalten werden (etwa erste Sitzung 10 Minuten, zweite 15 Minuten, dritte 20 Minuten – evtl. auch mit einer noch kürzeren Anfangszeit).

• In ganz seltenen Fällen kann eine subjektive Störung hartnäckig bestehen bleiben. Nicht zur Ruhe kommende, die Sitzung **störende Gedanken** über mehrere Übungen hinweg können ggf. durch begleitende Suggestionen ausgeschaltet werden.

Zu 2) Mangelhafte Bedienung des Gerätes

• Die Entwicklung einer Entspannungsatmung kann dadurch behindert sein, daß das optische und/oder akustische **Signal**, ist es **zu stark**, bei der Inspiration stört. Darüber klagt der Patient selten von selbst. Deshalb müssen bereits nach der ersten, aber auch bei den folgenden Übungen **angenehme Hel-**

ligkeit und Lautstärke jeweils erfragt werden, am besten mehrfach während der ersten Übungsminuten. Der Patient kann sich nicht immer sofort Rechenschaft über die Wahrnehmung der Signale geben.

- Bei Verwendung eines **Gürtels** zur Abtastung der Atembewegung kann dieser als beengend empfunden werden und ggf. Angst auslösen, nicht genug Luft zu bekommen.

- Sowohl Gürtel als auch bei der Benutzung eines berührungslosen Sensors kann der **Atemhub auffällig gering** und weit unterhalb der Norm bleiben. Die Atembewegung ist von Patient zu Patient unterschiedlich. Besonders grazile Frauen oder auch fettleibige Personen zeigen gelegentlich schon zu Beginn der Übung eine sehr flache Atmung. Durch Erhöhung des Verstärkergrades (Drehknopf am Verstärker) läßt sich die Empfindlichkeit des Gerätes beträchtlich erhöhen. Die an den Ausgangssignalen erkennbare Amplitude von Lampe, Kopfhörer oder das LED-Display (Letzteres ist am Gerät RFB 5000 am besten zu beobachten.) kann damit auf die gewünschte durchschnittliche Auslenkung eingestellt werden.

Bei mangelhaftem Atemhub vergewissere man sich aber regelmäßig durch sorgfältige Beobachtungen der Atembewegung des Patienten, ob die **Lage des Gürtels bzw. des Sensors** tatsächlich jenen Körperbereich erfaßt, der die größte Atembewegung zeigt. Das kann vor allem bei Frauen, aber auch bei anderen Patienten Schwierigkeiten bereiten, wenn eine teils thorakale, teils abdominale Atmung vorliegt. Ziel der RFB-Übungen ist die **Förderung der abdominalen Atmung**. Bei manchen Patienten kann man beobachten, daß sie bei Abtastung im Abdominalbereich während der ersten Übung unwillkürlich auf eine thorakale Atmung „ausweichen". Das sollte während der ersten zwei oder drei Sitzungen stillschweigend hingenommen werden, um einen spontanen Ausgleich abzuwarten. Dann kann eine Korrektur der Position von Gurt oder Sensor (Bauch/Thorax) zur Erfassung des vorherrschenden Atemtypus erfolgen. Patienten mit dieser Technik benötigen offensichtlich eine längere Einübungszeit, um sich schließlich auf die gewünschte Abdominalatmung einzulassen. Bei dem Gerät Leunomed RFB/5000 S kann der Patient die Signale an der Signalkappe selbst regulieren. Selbständigen Patienten sollte diese Möglichkeit (vgl. Gebrauchsanweisung) erläutert werden. – Die Signalkappe dieses Gerätes kann bei kleinem Gesicht des Patienten einmal nach vorne auf die Nase oder in anderer Weise verrutschen oder auf das Gesicht drücken: Die Kappe soll nicht auf dem Gesicht aufliegen, sondern einige Millimeter über diesem „schweben". Das wird erreicht, indem der Kopf des Patienten etwas über das Kopfkissen nach hinten geneigt liegt bzw. das **Kinn angehoben** ist. Ferner soll der Kopfhörer im Kopfkissen (ausreichend gut gepolstert) derart abgestützt werden, daß dieses das Gewicht der Kappe trägt.

• Die Atembewegungen werden im Verlauf einer Übung durch zunehmende Entspannung langsam flacher. Das ist ein natürlicher Vorgang. Er bedarf selten der nachträglichen Korrektur des Verstärkergrades am Gerät, zumal mit zunehmender Entspannung die Empfindlichkeit gegenüber den Signalen zum Teil zunimmt. – Nachzuregulieren ist jedoch notwendig in jenen Fällen, in denen der Patient anfangs heftig bzw. mit großer Bewegung atmet (häufig bei Anfängern und Patienten, die ohne die beruhigende Wartepause mit der Sitzung beginnen) und offenbar glaubt, es sei wichtig, tief und kräftig ein- und auszuatmen. Das ist ein Irrtum mancher Patienten, die dadurch eine höhere Entspannung zu erreichen glauben. Hier sollte der Atemvorgang nach ca. 10 Minuten nochmals beobachtet und ggf. der Verstärkergrad unter Kontrolle am Display nachgestellt werden. – Steht das Steuergerät außerhalb des Behandlungsraumes, ist die Kontrolle und Nachregulation naturgemäß leichter und stört den Patienten nicht.

Anleitung des Patienten

Zusätzlich zur fotokopiert mitgebenen ersten **Anleitung laut Kapitel 2** soll der Arzt bzw. Therapeut persönlich den Patienten möglichst sorgfältig in das RFB einführen, sein Prinzip, seine Wirkung und die zu erwartenden Erlebnisweisen erklären. Ergänzend sollte er dazu nach dieser Einführung unter weiteren Erklärungen des Gerätes die Methode selbst (am besten in Gegenwart der später herangezogenen Sprechstundenhilfe) applizieren. All das setzt aber voraus, daß sowohl Therapeut als auch eine evtl.

hinzuzuziehende Helferin über ausreichende Selbsterfahrung mit der Methode verfügen.

Der Patient sollte die wiedergegebene „Anleitung" vor der ersten Übung, evtl. später noch einmal, sorgfältig lesen. Kopien für den Patienten bereithalten, mehrfach darauf hinweisen!

Integration des ärztlichen Gesprächs im Rahmen der psychosomatischen Grundversorgung

Das Respiratorische Feedback ist wie das Autogene Training und die Hypnose gebunden an Gesprächskontakte mit dem Arzt/Therapeuten für die Einleitung des Verfahrens, seine regelmäßige Kontrolle und seinen Abschluß. Das ist für das RFB deshalb besonders hervorzuheben, weil die Anwendung eines Biofeedback-Gerätes das Mißverständnis hervorrufen könnte, die Übungen mit dem Gerät stellten bereits die ganze Therapie dar.

Systematisch betrachtet können wir drei Zielrichtungen der Gespräche unterscheiden, wenngleich sie praktisch auch zwanglos ineinander übergehen können:

a) **diagnostische Gespräche** im Vorfeld der RFB-Therapie,

b) Gespräche, die der **Einführung in das Verfahren** und der Kontrolle seines Verlaufs dienen, also kürzer und technischen Inhalts sind,

c) Gespräche **im Verlauf, konfliktzentrierte Gespräche** während der RFB-„Kur" und/oder im Anschluß daran; ggf. auch zur Überführung in tiefenpsychologisch fundierte oder analytische Therapie.

Bereits im Vorfeld der Indikationsstellung und damit der Anwendung des Respiratorischen Feedbacks steht eine Anzahl ärztlicher Gespräche. Sie beginnen mit der Anamneseerhebung zur Erfassung der Symptomatik und ihrer konfliktbestimmten Abhängigkeit bzw. der Einstellung des Patienten zu seiner Konfliktwelt überhaupt. Darüber hinaus sind die auslösenden Faktoren, in begrenztem Maße auch die Sammlung von Erkenntnissen über die Symptom- und Konfliktentwicklung in der gegenwärtigen Situation, zu besprechen und in Beziehung zu nahestehenden Menschen zu stellen.

Zu a): Die diagnostischen Gespräche

dienen dem Arzt dazu, seine Schlußfolgerungen darüber vorzubereiten, ob eine psychogene bzw. psychosomatische Erkrankung oder entsprechende Anteile vorliegen. Im bejahenden Falle
ist es entscheidend, welche der ihm zur Verfügung stehenden Methode zur Anwendung gelangen soll: Das Respiratorische Feedback, das Autogene Training und/oder eine konfliktzentrierte Behandlung bzw. ob das RFB als einleitendes oder die Wartezeit
überbrückendes Verfahren dienen kann. In unklaren Fällen haben
sich einige probeweise Gespräche bewährt.

Zum anderen dient das Gespräch dem im Englischen oft ge-
brauchten "warming up", mit dessen Hilfe eine tragende therapeutische Beziehung hergestellt wird. Dieses Anliegen spielt bei
dem überwiegend im organischen Bereich der Medizin tätigen
Arzt eine besondere Rolle, denn der Patient muß von seinen
Erwartungen, organisch erkrankt zu sein und entsprechend behandelt zu werden, auf das Gleis der psychovegetativen, also
funktionalen Betrachtung seiner Beschwerden und deren Kon-
fliktabhängigkeit geführt werden. Wenn dieses Endziel in den
Vorgesprächen oft auch nur bedingt erreicht wird, verhelfen die
RFB-Übungen dann doch häufig zur Erweiterung dieser Einsicht.

Zu b): Die Gespräche zur Einführung und Kontrolle

des RFB können unmittelbar in die Gespräche nach a oder c übergehen. Sie bleiben im allgemeinen thematisch aber nur bedingt
an das Verfahren gebunden, wie etwa die Begründung einer
Anwendung im Zusammenhang mit den Beschwerden und der
Problematik des Patienten. Dabei sollen sie das Verfahren individuell, d.h. nach dem jeweiligen Bildungsstand das Patienten, erläutern, und darüber hinaus soll die Einführung vor Beginn der
ersten Sitzung anhand der Gerätes erfolgen. Diese Gespräche setzen sich fort, indem der Arzt in Abständen von zwei oder drei Sitzungen den Fortschritt kontrolliert und etwaige Schwierigkeiten
zur Kenntnis nimmt und korrigiert. Ein solches korrigierendes
Gespräch kann besonders fruchtbar sein, wenn es mit zwei oder
drei Patienten gemeinsam durchgeführt wird. Fortgeschrittene
geben an die Neulinge ihre Erfahrungen weiter, z.B. die der Not-

wendigkeit des „Loslassens", der Hingabe an die sich ankündigende Entspannung usw. Bei dieses Gesprächen kann es günstig und überzeugend sein, einen Fragebogen zugrundezulegen. Ferner können die Kurven des im Direktschreiber aufgezeichneten **Entspannungsquotienten** zu Hilfe genommen werden, etwa um den Fortschritt positiv zu kommentieren (positive Verstärkung) und bei etwaigen Störungen zu versuchen, den sich offenbar darin spiegelnden Konflikt aufzugreifen und zu besprechen.

Abgesehen von den sachlichen Inhalten und der Korrektur von Störungen usw. sind diese kurzen Gespräche ein wichtiger Faktor der Interaktion zwischen Patient und Arzt im Sinne eines tragenden Kontakts. **Wesentlich für den Patienten ist es, zu erkennen, daß der Arzt das Behandlungsverfahren schätzt und bemüht ist, es ihm nahezubringen.** Das betrifft sowohl stärker organisch orientierte Arztpraxen als auch solche, in denen vorwiegend Gesprächspsychotherapie durchgeführt wird.

Der aufmerksame Therapeut wird bei diesen Gesprächen bald erkennen, daß Patienten im Verlaufe der Übungen eine Reihe psychotherapeutisch wertvoller Erfahrungen machen. Sie können diese spontan äußern, sie sollten darauf aber auch angesprochen werden, weil sie deren Bedeutung vielleicht noch nicht erkennen. Diese Erfahrungen beziehen sich einerseits auf eine bessere Selbstwahrnehmung ihres Körpers mit Schlußfolgerungen etwa derart, daß wegen des Verschwindens von Körpersymptomen (während der Entspannung) diese nicht organischer Natur sein können (häufig beobachtet z.B. bei Kanzerophobie). Aber auch erste psychologische Beobachtungen können eine wichtige Rolle spielen im Sinne einer Eröffnung für bessere Selbstwahrnehmung von Gefühlen und Konflikten. Hier hat die von *Barolin* (1987) hervorgehobene **„psychotherapeutische Dimension"** des Respiratorischen Feedbacks bereits begonnen.

Die auftretenden Kategorien der Wahrnehmungen fasse ich zusammen: Änderungen des Körperschemas etwa mit Größer- und Kleinerwerden der Glieder, Wärmeempfindungen bei Patienten, die unter kalten Füßen und kalten Händen gelitten haben, bessere Wahrnehmungen der Körperbereiche, bei Frauen vor allem des Unterleibes. Ferner sind Beobachtungen von besser gelingender Zuwendung zu den Signalen des RFB und der sich daraus entwickelnden besseren Hingabe an die Körperlichkeit überhaupt von Bedeutung. Das wird oft mit Begriffen wie „Los-

lassen" (fälschlicherweise auch als „Fallenlassen") formuliert sowie als Zunahme von innerer Ruhe, Selbstvertrauen und zunehmender Distanzierung gegenüber streßauslösenden Situationen.
Auch eine Änderung der Symptomatik, selbst wenn sie nur dis-
kreter Art sein sollte, kann im Sinne der positiven Umwertung als
erstes, ermutigendes Zeichen des Einflusses der Therapie aufgegriffen werden. – Die Eigenart dieser Sensationen und ihre breite
Palette ist im folgenden Abschnitt illustriert.

Zu c): Konfliktzentrierte Gespräche

sind deshalb auch im Verlaufe der RFB-Therapie in der „weichen
Phase" **nach der Sitzung** besonders fruchtbar. Darüber liegen
von vielen, unabhängig voneinander arbeitenden Ärzten Berichte
vor. Insofern kann das Respiratorische Feedback auch Schrittma-
cher für konfliktzentrierte Aussprachen sein. Ein bleibender Ge-
sprächskontakt ist von besonderer Bedeutung, wie Einzelfallbe-
richte zeigen, in denen gerade die Kombination von
Respiratorischem Feedback und **konfliktzentrierten Gesprächen** große Bedeutung gewonnen hat. Ihre Ablehnung hingegen
wirft den Patienten auf sich selbst zurück und wirkt insofern an-
titherapeutisch.

Eine tiefenpsychologisch fundierte oder psychoanalytische
Therapie kann der Erfahrene ggf. anschließen oder den Patienten
an einen **Psychotherapeuten weiterleiten**. Die Kombination
von RFB mit Gesprächen überhaupt, wie auch die Aufschließung
für eine anschließende Gesprächstherapie, bezieht sich auf psychosomatische Krankheitsbilder ebenso wie auf psychiatrische.

**Überführung in Selbstübungen durch Ausnutzung
des Entspannungsreflexes**

Schon verhältnismäßig früh in der Entwicklung des Respiratorischen Feedbacks berichteten relativ gut eingeübte Patienten während der Therapie über folgende Erfahrungen: Wenn sie sich in
streßbedingten Situationen aufregten bzw. sich ihre bereits redu-
zierten Beschwerden meldeten, hätten sie sich allein durch die
Vorstellung der Entspannungssignale des RFB-Gerätes innerhalb

weniger Minuten zur Ruhe bringen bzw. das Symptom beherrschen können. Das gelang einigen selbst im Stehen, indem sie dabei in eine dunkle Ecke ihres Zimmers blickten. Andere nahmen die Ruheposition auf der Couch ein. Damit wurde deutlich, daß sich im Verlaufe der Übungsperiode eine Art gebahnten Reflexes entwickelt, dank dessen die Entspannungswirkung allein durch Imagination hervorgerufen werden kann. Die Weiterverfolgung dieses Phänomens zeigte, daß die Wahl des diesen Reflex auslösenden Signals individuell unterschiedlich ist. Eine größere Gruppe scheint das An- und Abschwellen des Lichts zu bevorzugen, eine kleinere Gruppe konzentriert sich auf das Tonsignal, manche auf beides. Eine weitere Gruppe bevorzugt eine Imagination der gesamten Situation des Behandlungszimmers.

Zum rechten Verständnis lasse ich den Patienten bei meiner Anleitung mehrere tiefe Ausatembewegungen hintereinander beobachten, d. h. sich in die Ausatemphase bewußt hineinbegeben.

Jonas (1984) hat in seinem Programm zur Behandlung von Patientinnen mit funktionalen gynäkologischen Beschwerden diesen bedingten „Entspannungsreflex" systematisch genutzt.

Er leitete jede seiner 20 Patientinnen, sobald sie mit acht Sitzungen eine ausreichende und relativ konstante Entspannung erreicht hatten, zu häuslichen Übungen an. Individuelle Unterschiede sind aber durchaus möglich. Die Patientinnen von Jonas führten diese häuslichen Übungen täglich durch, auf der Couch oder vor dem Einschlafen im Bett, Übungsdauer 15-30 Minuten.

Das Ergebnis war überraschend: Mit Beginn der ergänzenden häuslichen Übungen nahm der Grad der Entspannung nochmals deutlich zu (Polaritätenprofil).

Mit Hilfe der häuslichen post-RFB-Übungen kann die Therapie nach Beendigung der aktiven Übungsphase ganz in die Regie der Patienten gegeben werden. Sie führen damit später auch das RFB in Analogie zum Autogenen Training unabhängig fort, ohne jedoch etwa das AT in allen seinen Stufen neu erlernen zu müssen. Das gesamte Ergebnis entspricht dem einer über viele Monate in das AT eingeübten Person. Die Entspannung tritt aber schnell und reflexartig ein, kann also auch als Kurzzeittherapie vollzogen werden. Bei der praktischen Handhabung sollten die Patienten zur ärztlichen Kontrolle ein Protokoll mit täglichen Notizen führen und in die Praxis mitbringen, um sie zur regelmäßigen Fortsetzung der Übungen zu motivieren. Anhand dessen

können etwa auftretende Schwierigkeiten im Verlauf oder inter-
kurrente Beschwerden besprochen werden.

Die **zweite Patientenanleitung aus Kapitel 2** sollte zu einem
passenden Zeitpunkt (analog zur ersten) dem Patienten fotokopiert zusammen mit wörtlichen Erklärungen übergeben werden.

Verfeinerung der Selbstübungen

Es besteht eine Parallele zwischen dem Typus der Entspannungsatmung des RFB und der Atemtechnik der ZEN-Meditation. Die
psychologische Wirkung der verschiedenen entspannenden
Atemtechniken ist ähnlich. Ich denke an die „Gedankenleere" des
Bewußtseins, der inneren Distanzierung gegenüber der Umgebung sowie das Auftreten des Gefühls von Leichtigkeit, ja sogar
des Schwebens.

Die verfeinerte Selbstübung beruht darauf, daß sich der Patient nach Einleitung der häuslichen Übungen im Sinne des Entspannungsreflexes besonders auf den Fluß der Atmung konzentriert. Er soll dabei das Ausatmen und vor allem die dann
automatisch folgende Pause des Atemzuges beachten. Dafür hat
er zwei Möglichkeiten: Er konzentriert sich nach Art des Autogenen Trainings auf die hier in den Vordergrund tretende Zwerch-
fellatmung, d. h. auf das Heben und Senken der **Bauchdecke**.
Statt dessen kann er einer Meditationsanweisung folgen und sich
auf den beim Ein- und Ausatmen an den **Nasenlöchern** wahrzu-
nehmenden Atemfluß konzentrieren. Nach meiner Erfahrung ist
die erste Art der Konzentration auf die Atembewegung des Bauches wirkungsvoller, denn die Wahrnehmung der stillstehenden
Bauchdecke ist schon bekannt und durch Erfahrungen mit dem
RFB erleichtert. Die **Konzentration auf die Ausatmung** und
dann speziell auf die ihr folgende Atempause führt zur wichtigen
inneren, beruhigenden Entspannung.

Ergänzend können noch **Wortvorstellungen** hinzugenom-
men werden. In Anlehnung an das AT empfehle ich, sich bei der
Einatmung auf die Formel: „Es atmet mich" zu konzentrieren, bei
der viel langsameren Ausatmung auf das Wort „Ruhe", mehrmals
langsam mit innerer Stimme gesprochen. Das Wort kann auch
noch einmal während der postexspiratorischen Pause innerlich
gesprochen werden. Damit verbindet sich eine außerordentlich

tiefe Beruhigung, die weit über die Übung hinaus anhält und zu einer starken Verhaltensmodifikation im Sinne größerer Gelassenheit führt. Die **Koppelung des Begriffes „Ruhe" an die Exspiration** knüpft an die Erfahrung der Hypnose und des Autogenen Trainings insofern an, als in der Ausatmungsphase ein verstärkter Vagotonus entsteht und der Mensch dadurch suggestibler ist als in der stärker aktivierenden inspiratorischen Phase.

Eine ebenfalls sehr wirkungsvolle Technik, auf die hier nur am Rande eingegangen werden kann, benutzt positive Vorstellungsmotive zur Verstärkung der Ruheeinstellung. Der mit der Selbstübung vertraute Patient stellt **ein „inneres Bild"** (in Analogie zum Katathymen Bilderleben, *Leuner* 1987) ein, das für sein subjektives Erleben ein sehr hohes Maß an Ruhe, Frieden und Nähe zur Natur ausstrahlt. Die Szenerie muß der Patient unter ärztlicher Anleitung durch freie Einfälle in leichter Entspannung selbst finden. Gartenliebhaber mögen das Bild ihres Gartens in sommerlicher Pracht wählen, andere lieben das Motiv eines Teiches oder Binnensees, gern wird auch das Bild des Meeresstrandes mit einer sanften Dünung imaginiert. Dieses Bild wird bei manchen Geräten, die das Tonsignal des "white noise" haben, schon bei den RFB-Anfangsübungen gern eingestellt. – Das Problem dieser Imaginationen liegt allerdings in der Gefahr, daß es bei schwer gestörten Menschen früher oder später von selbst in ein anderes, negatives oder angsterregendes Bild umspringt. Das kann durch Befragen kontrolliert werden. Die damit verbundene negative Suggestion ist in seltenen Fällen sehr irritierend.

Diese Verfeinerung der Post-RFB-Übung kann nur erreicht werden, wenn der Patient entsprechend motiviert, vom Arzt vorbereitet und ausreichend sensibel dafür ist. Der Therapeut kann diese Anleitungen aber auf dem Boden seiner ausgiebigen Selbsterfahrung mit dieser verfeinerten Technik geben.

Kombination mit dem Autogenen Training

In der ärztlichen Praxis wird nicht selten das RFB mit dem AT kombiniert. Wie Fragebogenerhebungen bei Ärzten gezeigt haben, benutzt ein Teil von ihnen das Respiratorische Feedback als Vorbereitung für die anschließende Einübung des Autogenen

Trainings bei Patienten, die Schwierigkeiten damit haben. Manche der Ärzte sind zu einer routinemäßigen Vorübung durch das RFB übergegangen. Von anderen erfahren wir, daß sie vor Abschluß der aktiven Übungsphase mit dem Respiratorischen Feedback die Patienten zur Überführung in eine häusliche Übungsphase in das Autogene Training einweisen. Nach meiner Erfahrung ist es einfacher, statt dessen die Selbstübungen mit Hilfe des oben beschriebenen „Entspannungsreflexes" aus der RFB-Behandlungsphase heraus zu entwickeln.

Hier teilen sich wohl die Meinungen. Jeder psychotherapeutisch tätige Arzt hat die Freiheit, seinen eigenen Erfahrungen zu folgen. Nur aufgrund seiner dem Patienten überzeugend vorgetragenen Anleitungen zur Therapie bietet sich die Chance eines optimalen Erfolgs. – Darüber hinaus wird man auch der Persönlichkeit des Patienten Rechnung tragen müssen. Differenzierte, eigenständig denkende und handelnde Personen werden evtl. die Umsetzung ins Autogene Training bevorzugen.

Jedoch ist darauf hinzuweisen, daß für eine Reihe von Patienten der Wechsel vom Respiratorischen Feedback zum Autogenen Training eine Umstellung fordert, die den Übungsprozeß beeinträchtigen kann. Die Technik des Autogenen Trainings ist durch die stufenweise Konzentration auf verschiedene Organe eine ganz andere als die des RFB.

Weiteres zu Gleichartigkeiten und Unterschiedlichkeiten zwischen RFB und AT siehe auch Kapitel 1 *(Barolin)*, insbesondere Abb. 1.5.

Gruppentherapie mit dem RFB

Gruppenübungen sind vom Autogenen Training her bekannt. Sie können auch mit dem RFB durchgeführt werden. Die Gruppe erleichtert die Einarbeitung der Patienten in die Methode, da der Gruppenleiter die Teilnehmer gemeinsam in die Technik einführt. Er erläutert ihnen die Wirkungsweise und kann mögliche Mißverständnisse oder anfängliche Schwierigkeiten schon bei der ersten aktiven Übung ausräumen. Die Patienten können über ihr Entspannungserleben berichten und diskutieren. Sie erfahren durch positive Beispiele und lernen von Patienten, die erfolgreich geübt haben. Obgleich Probleme beim Einüben des RFB selten sind, ist ein Erfahrungsaustausch der Patienten fruchtbar. Die Vor- und Nachgespräche können sich auf die therapeutischen Probleme ausdehnen, gefördert durch vermehrte Sensibilität für Gefühls- und Körperwahrnehmungen durch die Entspannung. Der gesprächspsychotherapeutische Anteil des RFB bekommt hier mit Unterstützung des Therapeuten sein Recht (**gruppendynamische Komponente**).

Die Einfälle und der Austausch sollten durch ein großzügiges Zeitraster (eineinhalb Stunden für die gesamte Gruppensitzung mit etwa acht Patienten) ausgiebig genutzt werden. Das gemeinsame Tun und der verbale Austausch fördern das „Wir-Gefühl", als „Verstärkerwirkung" im Vergleich zu den Einzelerfahrungen.

Der ökonomische Vorteil der Gruppenarbeit, Sitzungen mit fünf bis acht Patienten zugleich unter Leitung eines Therapeuten durchzuführen, ist immens. Das kann für Kliniken, aber auch für Praxen, vielleicht in kleineren Zahlen, von Interesse sein. Ich denke besonders an Psychosomatik- und Rehabilitationskliniken, selbstverständlich auch an Suchtbehandlung in Institutionen. Die Möglichkeit der Gruppenarbeit ist apparativ so gelöst, daß jeder Patient für sich ganz individuell übt und das Gemeinsame nur in der gemeinsamen Stromzuführung für die kleinen RFB-Geräte liegt. **Psychologisch** gesehen ist damit die Paradoxie erreicht, daß alle zusammen etwas tun, an einer einzigen Nabelschnur zu hängen scheinen, trotzdem aber die Freiheit haben, ganz individuell ihrem Atemrhythmus zu folgen. Die Patienten liegen möglichst locker auf dem Fußboden auf einer Decke oder besser einer Matratze. Sehr korpulente Patienten mit Schwierigkeiten im Liegen ziehen eine bequeme Position in einem Sessel vor.

Nach Abschluß der in der Regel halbstündigen aktiven Entspannungssitzung und deren Beendigung mittels dem (vom AT bekannten) **„dynamisierenden Zurücknehmen"**, tritt zunächst meist eine Schweigeperiode ein. Der bewußtseinsveränderte, nach innen gerichtete Erlebniszustand klingt mehr oder weniger schnell ab. Der Gedankenzustrom läßt meist noch eine Weile auf sich warten. Der die Behandlung leitende Therapeut wird aufgrund seiner empathischen Einfühlung darauf Rücksicht nehmen und diesen Zustand in aller Ruhe abklingen lassen. Amerikanische Autoren sprechen vom **"afterglow"**. Der Therapeut muß durch seine Selbsterfahrung mit dem RFB erkennen, wann in etwa die ersten zurückhaltenden verbalen Äußerungen an die

Gruppe passend sind. Allzu frühes Ansprechen der Teilnehmer oder Fragen nach dem Befinden kann stören. Der häufig nach mehreren Übungen auftretende tiefe, regressive, unter Umständen stark veränderte Bewußtseinszustand sollte dann aber durch verständnisvolles, vorsichtig einfühlendes Eingehen auf den Patienten aufgegriffen und langsam durch Fragen aufgelöst werden. Die ersten nach der Übung aufkommenden Äußerungen sind von besonderer Bedeutung. Die Gruppenteilnehmer möchten hier in der an anderer Stelle erwähnten „weichen Phase" über ihre Gedanken, Einfälle und konflikthaften Inhalte sprechen. Darin liegt ein sehr fruchtbarer Teil der psychotherapeutischen Wirkung des RFB. Manche haben auch katathyme Bilderlebnisse, Visionen oder wie immer man sie nennen will, die im Zwischenbereich vor Beginn der Sprachentwicklung liegen. In dieser Phase ist es nicht selten, daß das Miteinandersein der Gruppenmitglieder und das des Therapeuten ohne Worte deutlich wird und eine gemeinsame Einstimmung besteht. Diese **nichtverbale Kommunikation** kann ebenfalls sehr fruchtbar sein und sollte zunächst eine Weile stehengelassen werden.

Kombination mit Suggestivmethoden (AT und Hypnose)

Die bewußtseinsverändernden psychotherapeutischen Behandlungsmethoden wie das Autogene Training als Form der Selbsthypnose, die Fremdhypnose, bei der die Suggestionen vom Therapeuten gegeben werden, und die Kombination von beiden in der von *Kretschmer* (1958) entwickelten gestuften Aktivhypnose versetzen den Patienten in einen **hypnoiden Zustand**. Dieser Fachbegriff der medizinischen Psychologie wird, oberflächlich betrachtet, synonym mit „verändertem Bewußtseinszustand" gebraucht (vergleiche auch *Barolins* Kapitel 1).

Nach E. *Kretschmer* beruht der hypnoide Zustand auf folgenden Teilerscheinungen:
1. tiefe Entspannung der willkürlichen Muskulatur;
2. Entspannung der vegetativen Apparate mit Umschaltung auf „vagotone Sparbrennerwirkung";
3. Entleerung des Bewußtseinsfeldes durch zunehmende Ablenkung und Einengung bei passiver Haltung. Voraussetzung dafür ist vor allem die Abblendung aller lebhafteren

und arhythmischen Sinnesreize und inneren Denkvorgänge, während das Hypnoid durch schwache, einförmige und rhythmische Sinnesreize gefördert wird;

4. der optische Apparat, speziell bestimmte Zustände der Augenmuskeln, ist dabei von besonderer Bedeutung. *Langen* (1963) hebt für die einzelnen asiatischen Versenkungsmethoden, also vor allem die Meditation, hervor, daß „in allen über einen stufenweisen Übungsweg ein hypnoider unterwacher, bewußtseinsentleerter Zustand erzeugt" wird, bei dem außerdem psychophysische Phänomene in Richtung einer hochgradigen trophotropen Einstellung zu beobachten sind.

Den hypnoiden Zuständen gemeinsam ist ferner eine erhebliche **Steigerung der Suggestibilität** der Person. Gemeint ist der Umstand, daß verbale Einflüsse ad hoc zu bestimmten körperlichen oder psychischen Verhaltensweisen führen (wie am meisten in der Fremdhypnose praktiziert). Sie können auch im Sinne des sogenannten posthypnotischen Befehls nach Beendigung des hypnoiden Zustands – also im wiedererlangten Wachbewußtsein – zu unbewußt bleibenden Änderungen des Verhaltens (wie etwa der Ausführung gewisser Handlungen) oder/und zu veränderten psychophysischen Funktionen des Organismus führen. Diese posthypnotischen Einflüsse spielen in der Psychotherapie mit Suggestivmethoden, also Hypnose, gestufter Aktivhypnose und AT, eine wichtige Rolle.

Die Formulierung der verbalen Suggestion ist um so wirksamer, je besser gewisse dafür entwickelte Regeln berücksichtigt werden. Auf diese kann in unserem Zusammenhang aber nur am Rand eingegangen werden[10].

Zwei unterschiedliche Techniken der Suggestivbeeinflussung lassen sich unterscheiden.

---

10. Eine Sammlung der fremdhypnotischen Suggestionen befindet sich in *Leuner, Schroeter* (1975).

A) Selbsthypnotische, autohypnotische Beeinflussung *(im Sinne des AT) mit formelhafter Vorsatzbildung nach J. H. Schultz:*

Nachdem der erste Schritt der Einübung der RFB-Entspannung bis zu einem ausreichenden Grad (z.B. des vierten, der Atemübung) erreicht ist, konzentriert sich der Patient auf vorher mit dem Therapeuten gemeinsam ausgearbeitete Formeln von telegrammstilartigem oder wandspruchartigem Charakter. Diese Formeln sollen möglichst einfach, kurz, für den Betreffenden annehmbar und überzeugend sein. Günstig ist es zur Einprägung, wenn die Formeln positiv, klangvoll und rhythmisch sind. Sie sollen keine Negationen enthalten. Unter Umständen können in einer Sitzung zweizeilige Formeln benutzt werden, die in größeren Abständen nacheinander vorgegeben werden.

Die Formeln können sich evtl. auch reimen (Stabreim).

„Ich arbeite gern,
ich ordne mich ein,
ich vertrete mein Recht."

„Ich schlafe des nachts,
ganz ruhig und fest."

Auch jambische Verse mit drei Hebungen sind möglich:

„Ich rede mit den Menschen
ganz ruhig, klar und frei."

Die Formeln können aber auch in Prosa formuliert sein. Es besteht keine dringende Notwendigkeit, ein Versmaß einzuhalten, obgleich ein solches häufig gefälliger und rhythmischer dem Atem angepaßt werden kann. Eine große Sammlung dieser formelhaften Vorsätze hat *Thomas* (1983) zusammengestellt.

Übertragen auf die Technik des RFB lassen sich hier die formelhaften Vorsätze wie folgt anwenden: Der erste Schritt in der Einübung eines ausreichenden Entspannungszustands muß zumindest nach dem subjektiven Erleben des Patienten erreicht sein. Das ist in der Regel zwischen der sechsten und achten Sitzung der Fall. Ist ein solcher Entspannungszustand jedoch nicht erreicht, wird also die Benutzung eines formelhaften Vorsatzes zu früh empfohlen, kann dieser den Übungsprozeß stören. In der Behandlungsroutine genügt dem erfahrenen Therapeuten die Beschreibung der Entspannung durch den Patienten.

Selbstverständlich soll sich der Therapeut vergewissern, daß dem Patienten die Konzentration auf die gewählte Suggestivformel auch gelingt und er mit der jeweiligen Formulierung einverstanden ist. Das sollte gemeinsam diskutiert werden und auf die Notwendigkeiten und den Geschmack des Patienten abgestimmt sein. Der Patient möge sich prüfen, ob er mit der jeweiligen Formulierung einverstanden ist und sie positiv beurteilen kann. Auch sollte man sich vergewissern, welche Beobachtung das Nebeneinander von Entspannung und Konzentration auf die Formel bei dem Patienten hervorruft. Im ungünstigsten Falle bedarf es unter Umständen auch nach ersten Versuchen einer angemessenen Korrektur der Formel, um das gesteckte Ziel zu erreichen.

B) Fremdsuggestionen:

Die Suggestionen werden hier vom Therapeuten gesprochen und haben sich m. E. in der Behandlung mit dem RFB noch mehr bewährt als die autosuggestiven, formelhaften Vorsätze. Sie sind nicht so streng an eine knappe Formulierung gebunden und können inhaltlich mehrere Punkte hintereinander berücksichtigen, so auch mehrere knappe Sätze formulieren.

Es ist nach den bisherigen klinischen Beobachtungen auffällig, daß Fremdsuggestionen, in der tiefen RFB-Entspannung in bereits nur wenigen Sitzungen gegeben, nachhaltig wirksam sind, was auch *Barolin* bestätigt.

Die Technik der Fremdsuggestion ist analog der oben beschriebenen für die formelhaften Vorsätze: Zuerst muß der Patient in das RFB ausreichend eingeübt sein, d. h. er muß den Entspannungszustand mit einiger Sicherheit in einer Reihe von Sitzungen immer wieder erreichen (s.o.). Dieser kann durch Beobachtung des Atemrhythmus des Patienten bzw. des Atemtypus erkannt oder im Display des Gerätes unter Beachtung der verlängerten exspiratorischen Pause festgestellt werden. Zur Objektivierung kann auch der Entspannungsquotient herangezogen werden.

Nach klinischem Urteil kann man erwarten, daß der gut eingeübte Patient nach 15 Minuten der Sitzung das notwendige Hypnoid erreicht. Die Fremdsuggestionen können auf dreierlei Weise an den Patienten herangebracht werden:

a) Indem **sich der Therapeut neben den übenden Patienten stellt** und mit mittlerer Lautstärke die von ihm (evtl. durch schriftliche Fixierung) gut vorbereiteten Fremdsuggestionen langsam, ruhig und gleichmäßig spricht, nach Möglichkeit unter Berücksichtigung des Atemrhythmus. Jener Anteil des Satzes, der die suggestive Hauptbedeutung trägt, sollte **während der Exspiration** ausgesprochen werden. Beispiel: In der Einatmung: „Alkohol ist" – in der Ausatmung: „ganz gleichgültig". – In der Ausatmungsphase ist nämlich die Suggestibilität des Patienten größer als in jeder anderen Atemphase. – Geht ein Satz über eine solche kurze Form hinaus, lassen sich Satzteile durch Unterbrechung im gleichen Rhythmus formulieren.

b) Die **Fremdsuggestionen** werden dem Patienten **über** ein an der Rückseite des Gerätes RFB 5000 angeschlossenes **Mikrophon oder einen Kassettenrecorder** gesprochen. Das hat zur Voraussetzung, daß das angewandte Gerät (wie RFB 5000) über eine entsprechende Überblendregelung verfügt. Diese Technik ist störungsfrei, weil der Therapeut das Behandlungszimmer nicht zu betreten braucht. Sie kann aber nur in Fällen angewendet werden, in denen das Gerät in einem getrennten Raum steht oder der Mikro-Anschluß, um über ein Verlängerungskabel das Mikrophon außerhalb des Behandlungszimmers anzuschließen.

c) **Die Technik der Ablationshypnose** wird mit dem RFB kombiniert. Unter Ablationshypnose, d. h. Hypnose unter Ablösung vom Therapeuten, versteht man die heute immer häufiger praktizierte Form einer Hypnose. In fremdsuggestiver Weise wird der Patient in den hypnotischen Zustand versetzt. Dieser entspricht dem Entspannungszustand durch das RFB. Die nun folgenden fremdhypnotischen Formulierungen sind auf eine Kassette gesprochen. Diese benutzt der Patient in seinen RFB-Übungen in der Praxis oder in der Klinik, um die suggestivtherapeutische Wirkung zu festigen. Den wesentlichen Vorteil dieser Methode sehe ich darin, daß die suggestiven Formulierungen immer wieder dieselben sind. Die sich dabei wiederholenden Stereotypen potenzieren die hypnotisch-suggestive Wirkung. – Fehlerhaft wäre es jedoch, einmal besprochene Kassetten bei verschiedenen Patienten zu benutzen. Vielmehr ist es eine psychologische Hauptvoraussetzung, daß der suggestive Inhalt der Kassette **allein für den einen**, individuellen Patienten und sein Problem bzw. seine Beschwerden formuliert ist und vor Verwendung der Kassette dem Patienten auch ein- oder mehrmals persönlich übermittelt wurde.

Mehr am Rande ist zu erwähnen, daß auch hier Pausen gelassen werden können, in denen der Patient kurz zuvor neue Suggestivformeln allein memoriert. Die Benutzung eines Kassettenrecorders zur Einblendung von Suggestionen in die RFB-Sitzung hat sich vor allem da bewährt, wo eine größere Patientenzahl unter einem gemeinsamen Therapieziel zu behandeln ist. Ich denke etwa an Patienten einer Klinik zur **Behandlung von Süchtigen und Tablettenabhängigen**. Damit soll nicht das Wort irgendwelcher Stereotypisierung geredet werden. Jedoch wäre eine gezielte RFB-Therapie in Gruppen dieser oft sehr hartnäckigen Fälle ohne eine solche Methode nicht möglich, ganz einfach wegen des Mangels an Personal oder weil lediglich ein mit Suggestivtherapie vertrauter Therapeut zur Verfügung steht. – Mir selbst hat sich diese Technik in der Praxis bewährt bei jener Gruppe von Patienten, die den Einstieg in das RFB deshalb nicht finden, weil sie unter der beginnenden Entspannung in zwanghaftes Denken verfallen, statt sich der Entspannung hinzugeben.

Den Weg der fremdhypnotischen Beeinflussung während der RFB-Übung haben unabhängig von meiner Arbeitsgruppe *Koch* (1982) und neuerdings *Barolin* mit seiner Arbeitsgruppe (1987, 1988) beschritten und systematisch verfolgt. Voraussetzung für diese Kombination von RFB und Hypnosetechnik ist m. E. die Teilnahme an mindestens zwei Weiterbildungskursen in Hypnose.

Vorteile der Kombination des RFB mit Suggestivmethoden

Die psychotherapeutische Wirkung des Respiratorischen Feedbacks ist nach den klinischen Statistiken, den Testergebnissen und den kasuistischen Beiträgen ohne suggestive Methode klinisch durchaus befriedigend. Der Unterschied zwischen dieser „reinen" Anwendung und der Ergänzung durch Suggestivmethoden ist im Prinzip analog wie bei Autogenem Training ohne oder mit formelhafter Vorsatzbildung bzw. zwischen einfacher Ruhehypnose und gezielten Desuggestionen. Letzteres richtet sich meist auf bestimmte Symptome oder eine Verhaltensstörung. In beiden Fällen kann Doppeltes erreicht werden: Die therapeutische Effizienz wird wesentlich erhöht. Außerdem: Die verbale Fokussierung auf den Beschwerdenkomplex bzw. die angestrebte Verhaltensmodifikation erreicht das therapeutische Ziel mit größerer Sicherheit und schneller als ohne Suggestionen. Das betrifft besonders jene Fälle, in denen quasi reflektorisch eingeschliffene pathologische Verhaltensweisen gelöscht werden sollen, wie z. B. Stottern, Abhängigkeit von Alkohol und Tabletten, verschiedenste Formen von Phobien und auch dort, wo innerhalb kurzer Zeit pathologische Verhaltensstörungen zu überwinden sind. Ich denke an Arbeitsstörungen in Vorbereitung auf ein Examen oder Examensängste, die die geistige Arbeit beeinträchtigen bzw. ein Examen in Frage stellen. Auch vegetative Störungen beim öffentlichen Auftreten, im Arbeitsalltag usf. gehören dazu. – Die Wirkung dieser ergänzenden Suggestivmaßnahmen rechtfertigt sich also klinisch gesehen immer dann besonders, wenn es gelingt, eine hartnäckige oder chronische Symptomatik oder quälende Beschwerden innerhalb begrenzter Zeit zu bessern.

Erkennung der RFB-bedingten Entspannung

Entspannung ist eine sowohl klinisch-medizinisch als auch physiologisch schwer zu erfassende Funktion, denn sie umfaßt vielfältige vegetative und zentral-nervöse Innervationen des Organismus. Sie befindet sich darüber hinaus gewissermaßen an der Schnittstelle zwischen Soma und Psyche. denn beide können durch Übungen der Entspannung therapeutisch beeinflußt werden. Eigentümlicherweise hat man sich bislang wenig Gedanken über die Möglichkeiten einer Objektivierung des Entspannungszustandes in der alltäglichen ärztlichen Praxis gemacht.

Die klinische Ausdrucksform eines sich allmählich in den entspannten Zustand versenkenden Patienten ist selten beschrieben worden. So wird auch der Psychotherapie fern stehenden Ärzten oft die Frage gestellt, woran der Therapeut wohl erkenne, daß sein Patient entspannt sei, gleichgültig, ob es sich um Autogenes Training, Hypnose oder andere Techniken handelt.

Klinische Beobachtung

Die Objektivierung der Entspannung durch das RFB erfolgt in der Praxis am differenziertesten durch kontrollierende Gespräche mit dem Patienten nach den Sitzungen oder zumindest nach jeder dritten oder vierten Sitzung. Zwischenzeitlich kann auch eine entsprechend geschulte Helferin, die über Selbsterfahrung mit dem RFB verfügt, herangezogen werden. Wie auch sonst in der Psychotherapie gibt hier das Interview die differenzierten Auskünfte über das letztlich allein ausschlaggebende subjektive Erleben des Patienten. Nach einiger Erfahrung wissen Arzt (Therapeut) und Helferin diese individuell variierenden Erlebnisformen der Entspannung zu deuten und lernen, eventuelle Störungsformen zu erkennen. Darüber hinaus kann der Erfahrene an der klinischen Beobachtung des übenden Patienten schon mit einigen Blicken erkennen, ob er noch nahe dem Wachbewußtsein steht oder in welchem Grad der Entspannung er sich in etwa befindet. Die klinischen Merkmale, die für einen ausgeprägten Entspannungszustand sprechen bzw. deren Fehlen das Gegenteil anzeigt, sind die folgenden:

1. Der deutlich entspannte Patient zeigt eine Erschlaffung der **Gesichtsmuskulatur**, die mimisch einen an Schlafende erinnernden „friedlichen Ausdruck" signalisiert.

2. Besonderes Augenmerk sollte auf die **Atmung** gelegt werden. Für Entspannung spricht eine langsame, gleichmäßige Atembewegung des Bauches, die sich im tiefsten Zustand durch eine überraschende Flachheit der Bauchbewegung auszeichnet. Bei manchen Personen ist sie dann nur noch mit Mühe wahrzunehmen. Zu beachten ist, ob nach der Exspiration eine vorübergehende Pause entsteht, bevor die Inspiration wieder einsetzt. Die Pause kann u. U. sehr lang sein und das Mehrfache der Pause nach der Einatmung betragen. Eine Bevorzugung der Bauch-Zwerchfell-Atmung spricht ganz allgemein für Entspannung. Die alleinige oder gleichzeitig thorakale Atmung spricht eher dagegen. Häufig entfaltet sich die abdominale Atmung zu Ungunsten der thorakalen im Verlaufe einer Reihe von Übungen von selbst, so daß hier zunächst einmal abgewartet werden kann. – Merkmale des gegenteiligen Zustands, der Anspannung und der offensicht-

lichen, „falschen" Atmung sind durch folgende Atembewegungen leicht zu erkennen:

a) Der Patient atmet auffällig tief ein und aus, so daß der Eindruck einer forcierten Atmung besteht (was am ausgeprägtesten bei leistungsbetonten Menschen, z.B. bei Leistungssportlern, zu beobachten ist).

b) Alle Zeichen einer solchen Forcierung, seien sie mehr in der Einatmungsphase sichtbar oder in der Ausatmungsphase, verraten eine gewisse Hektik. Sie sprechen dafür, daß der Patient noch nicht begriffen hat, worum es geht. Er kann die nötige Hingabe, den Atemrhythmus dem Atemzentrum zu überlassen nach dem Motto „Es atmet mich", noch nicht wagen. Kognitive Einflüsse, untergründiges Leistungsstreben, evtl. mit der Tendenz, einen schnellen Erfolg zu suchen, stehen häufig dahinter und lassen sich im Gespräch leicht aufdecken. – Es sind z.T. Patienten, die durch begleitende Gedanken abgelenkt sind und sich nicht hingebungsvoll auf die Signale einstellen können (Ich sage bewußt nicht „konzentrieren können", da die „Konzentration" hier eher von relativ diffuser Art, naiv und ungewollt sein sollte.).

3. Darüber hinaus gibt es Hinweise auf Störungen aus dem Verhalten des Patienten im Sinne von: Unruhiges Liegen des Patienten und/oder Unruhe der Extremitäten; unnatürlich verspannte Haltung der Extremitäten.

Zusammenfassung zur Kombination mit Suggestivmethoden

Die Kombination des RFB mit Suggestivmethoden legt die Erfahrungen der Fremdhypnose und der Selbsthypnose, z.B. des Autogenen Trainings, zugrunde. Der bewußtseinsveränderte Zustand im RFB kann als ein Hypnoid aufgefaßt werden (*Barolin*). Gemäß der klinischen Erfahrung verbindet sich damit eine Steigerung der Suggestibilität der Person, d.h., verbale oder nichtverbale Einflüsse können binnen kurzem zu körperlichen oder psychischen Verhaltensänderungen führen. Diese halten im Sinne des posthypnotischen Befehls über die Dauer des hypnoiden Zustands an und können durch wiederholte Sitzungen eingeübt werden.

Die autohypnotische Beeinflussung mit Hilfe der formelhaften Vorsatzbildung nach J. H. *Schultz* (1973) wird erörtert, und einige Beispiele dafür werden gegeben. Die Übertragung dieser Technik auf das RFB und damit verbundene Schwierigkeiten werden kurz beschrieben.

Die Übertragung der Fremdsuggestionen auf das RFB wird ebenfalls dargestellt und drei technische Anwendungsformen werden erläutert: Der Therapeut steht neben dem übenden Patienten und spricht zu ihm, er benutzt ein Mikrophon im Zusammenhang mit der Ablationshypnose, indem auf Kassette gesprochene suggestive Formeln während der RFB-Übungen eingeblendet werden. Die Unterschiede dieser Techniken werden einander gegenübergestellt und die Vorteile der Kombination des RFB mit Suggestivmethoden erläutert.

Die Psychotherapeutische Dimension

Das Respiratorische Feedback ist als apparativ unterstütztes, „übendes" Psychotherapieverfahren zu bezeichnen. Der Begriff „übend" steht im Gegensatz zu Bezeichnungen vieler anderer Psychotherapie-Methoden, deren Namen von psychologischen Kategorien hergeleitet werden, wie z. B. „Psychoanalyse", „Verhaltenstherapie", „Katathymes Bilderleben". Diese Zuordnung von Autogenem Training, Hypnose und auch RFB zu den Entspannungstechniken kommt dem psychologischen Charakter des RFB und der beiden anderen Methoden wesentlich näher. Der Entspannungsbegriff ist jedoch sehr allgemein. Viele Menschen können sich in den verschiedensten Situationen im Alltagsleben entweder durch Ruhe, Konzentration, Anhören entsprechender Musik oder durch Meditationsübungen usf. konzentrieren.

Der Name „Respiratorisches Feedback" sagt hingegen Spezifisches über das Verfahren und seine Technik aus. Die schon oben hervorgehobene Kombination der in ostasiatischen Meditationstechniken im Vordergrund stehenden Konzentration auf den Atemrhythmus mit Verstärkung der dafür notwendigen, aber allzu leicht bei Patienten verfehlten Konzentration wird durch Anwendung des Biofeedback-Prinzips erreicht. Das ist deshalb von Bedeutung, weil letztlich allen „konzentrativen Verfahren" gemein ist, die Zuwendung der Aufmerksamkeit über eine längere

Zeitspanne auf einen Bewußtseinsgegenstand fortzusetzen. Dies ist jedoch schwierig, da vor allem bei Anfängern „die Gedanken immer wieder abschweifen" (*Dittrich* 1985).

Die Kombination der atemzentrierten Entspannung mit dem Biofeedback-Prinzip (das aus der Verhaltenstherapie stammt) definiert damit das RFB noch nicht als Verhaltenstherapie im eigentlichen Sinne, denn die von Vertretern dieser Richtung in Anspruch genommenen kognitiven Therapieanteile entfallen beim RFB.

Vielmehr entsteht für den Außenstehenden bei der Beobachtung der außerordentlich einfachen und leicht anzuwendenden Methode des Atemfeedbacks der Eindruck, als vollziehe sich bei unserer Methode ein eigentümlich mechanistischer Vorgang, der dem individualistischen Prinzip von Psychotherapiemethoden, die mit psychischen Mitteln Psychisches behandeln (*Schultz* 1973), zu widersprechen scheint.

Obgleich der Eindruck entsteht und auch in der Literatur gelegentlich von „Selbsthypnose" durch Rückmeldung des Atemrhythmus gesprochen wird (*Margolin und Kubie* 1944), kann der Aspekt, daß der Therapeut als wohlwollender Helfer diese Übungen veranlaßt und kontrolliert, nicht übersehen werden. Auch die vorherrschend positive Übertragungssituation des Patienten auf den Therapeuten, selbst bei dieser äußerlich gesehen so schlichten Methode des RFB, bedarf unbedingt der sorgfältigen psychologischen Berücksichtigung.

Eine Umfrage an praktizierende Ärzte, die länger als ein Jahr mit dem RFB gearbeitet haben, galt der Frage, ob die Methode als Psychotherapie zu gelten hat (N=500; *Wätzig* 1988). Positiv beantworteten diese Frage 87% der Ärzte, die das RFB als ein psychotherapeutisches Verfahren anerkannten.

Ausführlich hat der neurophysiologisch orientierte Psychiater *Barolin* (1988) aufgrund langjähriger klinischer Erfahrung mit seiner Arbeitsgruppe die **„psychotherapeutische Dimension"** des Atemfeedbacks herausgestellt. A. *Dittrich* (1985) kommt in seinen umfassenden Erforschungen **veränderter Wachbewußtseinszustände (VWB)** zu dem Ergebnis, daß allen Formen autohypnotischer Versenkung, wie etwa dem Autogenen Training und den meisten Meditationsverfahren, im Kern folgende technische Voraussetzungen gemeinsam sind:

1. Herabsetzung von äußeren Reizen bis hin zur Deprivation mit Ausnahme von Reizüberflutung und
2. Rhythmizität des Wahrnehmungsfeldes.

In dieser Phase zwischen den genannten Polen können außergewöhnliche psychische Phänomene auftreten. Zum Teil sind es optische Erscheinungen, die gut von Träumen abgegrenzt werden können, und es gibt die spontanen „Schlummerbildchen" oder „phantastischen Gesichtserscheinungen", die mitunter auch als „optische Halluzinationen" etwas unscharf bezeichnet werden. Das Katathyme Bilderleben (*Leuner* 1985) – heute in „katathyme Imaginationspsychotherapie" umbenannt – ist eine Tagtraumtechnik, die unter leichter Entspannung, ohne einen hypnoiden Zustand als solchen anzuregen, zu szenischen, dem Therapeuten vorgetragenen Imaginationen führt. Ihre symbolischen und psychodynamischen Grundlagen wurden schon von *Freud* bearbeitet.

Zu den psychotherapeutisch wertvollen Tagtraumtechniken, wie Katathymes Bilderleben, bildet die RFB-Entspannung gewissermaßen ein Brücke zur Öffnung resistenter Patienten für die Einleitung der Imaginationen für eine tiefenpsychologisch fundierte Psychotherapie.

Die o. g. Bedingung der Herabsetzung äußerer Reize und die Konzentration auf rhythmische Stimuli als Bedingung für die Einstellung veränderter Wachbewußtseinszustände (VWB) werden z.B. beim Autogenen Training (mit seiner autosuggestiven Formelbildung) benutzt. Die konsequente Konzentration auf einen Rhythmus ist vielen Meditationsverfahren eigen. Beim RFB ist die Konzentration auf den Atem mit Hilfe des Biofeedback-Prinzips sehr ausgeprägt. Der Patient kann sich diesem rhythmischen Einfluß der atemsynchronen Signale bei den Übungen kaum entziehen. Es entfaltet der Verlauf regelmäßig wiederkehrender Übungen einen ungewöhnlich starken therapeutischen Einfluß auf das ganze psychophysische System. Frühere Forschungen (*Hildebrandt* 1979) haben bereits gezeigt, daß die Koordination rhythmischer Abläufe im Organismus eine sehr hohe ordnende Potenz für körperliche Funktionen hat.

Das Abstellen von äußeren Reizen und die Konzentration auf rhythmische Stimuli stellt das RFB in eine Reihe mit dem Autogenen Training (mit seiner autosuggestiven Formelbildung) und ebenso in Beziehung zu diversen Meditationsverfahren.

Subjektives Erleben während der RFB-Übungen (Phänomenologie)

Für den Therapeuten, der das RFB anwendet, ist die Kenntnis der Erlebniskategorien während der Tiefenversenkung und die Eigenart des veränderten Wachbewußtseinszustands überaus wichtig. Das gelingt nur durch Selbsterfahrung, wie sie regelmäßig auch zur Erlernung anderer Psychotherapiemethoden, etwa des Autogenen Trainings, der Gestalttherapie oder des Katathymen Bilderlebens, gefordert wird. Im Gegensatz zu diesen aufdeckenden Methoden ist die Erfahrungsbasis für das RFB eine Reihe regelmäßig durchgeführter Selbstübungen des Therapeuten und seiner Helfer unter Anleitung, am besten im Rahmen eines der bereitgestellten Kurse durch die Gesellschaft für Entspannungstherapie und RFB. Die dabei gewonnenen Einblicke sind wichtig für das richtige Verständnis für das Verfahren und für den Umgang des Patienten – teils, um ihn dafür zu motivieren und für die ihm zunächst fremd erscheinende Methode zu gewinnen, andererseits, um die angenehme Wirkung der Technik und die völlige Einstellung auf die Entspannung kennenzulernen.

Skeptiker verweise ich gern auf die Statistik, wonach **89 % der Patienten die Übungen als angenehm, entspannend und therapeutisch positiv beurteilten.** Inzwischen kennen wir auch viele Kollegen, die in einer ruhigen Stunde in der Praxis, regelmäßig die Tiefenentspannungsübungen durchführen. Ich verweise auf die regenerative und stimmungsanhebende Wirkung und die Möglichkeit, körperliche Anstrengung und Streß durch RFB entscheidend einzuschränken.

Das Erleben während der Übungen des RFB läßt sich in vier Wahrnehmungskategorien beschreiben:

Für die zunehmende therapeutische Entspannung ist **die erste Kategorie von Wahrnehmungen** charakteristisch, die sich von Übung zu Übung verstärken, wie zunehmende Schwere der Glieder und des Körpers oder auch, daß die Glieder leicht oder warm werden. Ein angenehmes Gefühl von allgemeiner Entspannung, innerer Gelöstheit und von Wohlbefinden stellt sich nach einigen Übungen bei den meisten Personen ein. In späteren Stadien folgt häufig verbunden damit die Veränderung des Wachbewußtseinszustands, wie Versenkung, Vertiefung des Bewußtseins und evtl. auch das Abdriften der Gedanken mit Vorherrschen einer ausgeprägten inneren Ruhestellung und Anhebung der Stimmung; das ist der Fall nach etwa 6-10 Übungen.

Die zweite Kategorie sind Sensationen, die sich von der zunehmenden Konstanz der therapeutischen Wahrnehmungen dadurch unterscheiden, daß sie nur sehr selten und im Anfangsstadium der Übungen auftreten. Sie werden vom Patienten gelegentlich als fremd, manchmal auch noch als unangenehm oder vielleicht auch als angsterregend beschrieben, treten jedoch nur anfänglich auf. Für das AT sind sie von *Schultz* schon früh als **Störimpulse** erwähnt worden. Sie werden angesehen als die Folge einer gewissen Restspannung einzelner Körperteile, die in Kontrast steht zu dem bereits weitgehend entspannten Gesamtorganismus. Sie gelten als vegetativ verursacht, sind jedenfalls in der Regel nicht organisch bedingt.

Ich zähle einige dieser Reaktionen auf:

Berichtet wird über häufiges Gähnen, Seufzeratmung, Verkrampfung einzelner Muskelpartien während einer Sitzung oder danach, etwa mit Kopf- oder Rückenschmerzen oder Beklemmungsgefühl in der Brust. Phantasievolle Sensationen werden gelegentlich berichtet, wie: „Die Arme verändern sich zu einem Ballon." Gelegentlich tritt starke Ermüdung, Hitzegefühl bzw. Frieren nach einer Sitzung auf, Speichelfluß oder Stimmungswechsel werden beobachtet. Mitunter sind die Sensationen paradox, teils gleichzeitig von angenehmen Körpergefühlen begleitet, teils von unangenehmen Wahrnehmungen.

Gelegentlich können sich vorübergehend latente Beschwerden melden, wie Magendruck oder Luftnot, letztere an ein früheres Asthma erinnernd.

Das atembedingte Schwanken der Licht- oder Tonsignale kann manche Patienten anfangs beunruhigen, vorübergehend auch als Flimmern vor den Augen erscheinen (Evtl. ist dann das Lichtsignal individuell für den Patienten nachzuregulieren. Manche Patienten verzichten gern auf dieses oder auch auf das akustische Signal – diesem Wunsch sollte man dann nachkommen.).

Trotz dieser an sich seltenen Sensationen soll die Behandlung nach offener Rücksprache mit dem Patienten fortgesetzt werden, was *Bathe* (1975), *Handt* (1976) schon für das AT, ausdrücklich auch für das RFB vertreten haben.

Eine andere Kategorie sind Störreize, die unmittelbar von der RFB-Vorrichtung ausgehen, etwa daß der Ton zu laut oder das Licht zu hell ist. Signale sollten vor Beginn jeder Sitzung kontrolliert und individuell neu eingestellt werden. Das betrifft auch eine Kontrolle etwaiger Außenreize, die besprochen werden sollten. Die Sensibilität gegenüber Störreizen ist häufig sehr subjektiv, wird meist nur zu Beginn der ersten Sitzungen (oder danach) geschildert. Spätestens nach der fünften Übung treten sie selbst bei sensiblen Patienten zurück, wenn sich die Entspannung stabilisiert hat.

Der Gebrauch der Signalkappe des Gerätes RFB 5000 S wird von vielen Patienten geschätzt, weil sie sich durch diese von der Umgebung abgeschirmt fühlen.

Alle diese Reize oder störenden Sensationen sollte der Therapeut oder seine Hilfe bei jeder Sitzung nach Einstellung des Gerätes erfragen, und zwar besonders, nachdem sich der Atemrhythmus auf die durchgeführte individuelle Regulation eingepegelt hat. Dann genügt einfach die Frage, ob die gesamte Situation angenehm sei. Der Patient sollte offen aussprechen, wenn noch etwas unangenehm ist. Für den Patienten liegt in der Klärung dieser Fragen, die für gewöhnlich nur in den ersten ein bis drei Sitzungen von besonderer Bedeutung sind, ein Hinweis auf die Fürsorglichkeit des Therapeuten, der sich um das Gelingen jeder einzelnen Sitzung bemüht.

Positive psychische Veränderungen während der Trainingsphase im RFB

Die folgende Gruppe von Wahrnehmungen sind eigentümliche Phänomene, die sich weder als Störreize noch als Ausdruck der oben berichteten einfachen Entspannung erklären. Sie sind im allgemeinen tiefgreifend oder auch ungewöhnlich. Für den Patienten sind sie entweder außerordentlich angenehm und wohltuend oder schwer verständlich, so daß sie einer Erklärung durch den Therapeuten bedürfen. Er sollte ausreichend Kenntnis über die Existenz dieser Phänomene haben. Sie treten häufig bei entsprechend disponierten Patienten auf, welche in ihrem Verhalten durch erhöhte Sensibilität und nervöse Empfindlichkeit hervortreten oder schnell wechselnde Symptome haben. Man hätte diese Patienten früher vielleicht als „hysterisch" eingeordnet oder als „Grenzfall". Sie wirken mitunter besonders nervös, erregbar, empfindlich oder zeigen hypermotorisches Verhalten. Sie reagieren jedoch in der Regel schon nach wenigen Sitzungen gut auf RFB, und die beruhigende Wirkung der Entspannung finden sie oft überraschend und ausgeprägt.

Das positive Erleben der fortschreitenden, schon nach wenigen Sitzungen eintretenden Entspannungswirkung durch das RFB ist individuell vielgestaltig, wenngleich auch ein gewisses Grundmuster vorherrscht. Es ist gekennzeichnet durch innere Ruhe, zunehmende innerpsychische Empfindungen und Wahrnehmungen der verschiedensten körperlichen Funktionen und des Gefühls innerer Befindlichkeitsqualitäten. Damit verbindet sich dann nicht selten eine zunehmende Distanzierung von störenden äußeren und inneren Reizen. Dieser Zustand wird mitunter charakterisiert als **„innere Abgeklärtheit"**, die längere Zeit nach der Übung (ein bis zwei Sitzungen) noch anhalten kann. Eine derartige **„Ruhetönung"** ist auch nach einem sehr lange Zeit durchgeführten AT oder Meditation bekannt.

Die unter Umständen schon nach einer oder mehreren RFB-Sitzungen erreichte **kognitive Reflexion des eigenen Verhaltens**, wie des Abbaus von Ängsten, Lösung von Spannungen und Verkrampftheit bis hin zum Erleben von „Frieden" oder gar „Glücksgefühl" können als Ausdruck einer Ich-stützenden psychotherapeutischen Wirkung aufgefaßt werden. Dieses Finden innerer Ruhe und Gelassenheit sind ein Teil der als besonders angenehm empfundenen Verhaltensänderungen von Befriedigungscharakter bei jenen Menschen, die beruflich, in der Partnerschaft oder wo auch immer als „streßbelastet" gelten.

Die schon erwähnten Protokolle über Selbsterfahrung des RFB bringen eine Reihe von Erfahrungen, die weit über die Phänomene bloßer Relaxation in der Therapie hinausgehen. Ich verweise auf Sensationen von Schweben, des Sich-Erhebens vom Boden, des Schaukelns und des Gefühls von Energie und elektrischem Strom. Sie werden nicht selten als **willkommener Kraftzuwachs** vom Patienten interpretiert.

Ergebnisse in Gynäkologie und Geburtshilfe

In einer orientierenden Untersuchung geben *Matz* et al. (1985) ihre Ergebnisse an 18 unausgelesenen Patientinnen wider **(Tabel-**

le 2.1). Es wurden 8 RFB-Sitzungen appliziert. Die Ergebnisse beruhen auf klinischem Urteil.

Tabelle 2.1: Orientierende gynäkologische Untersuchungen von *Matz* **et al. (1985). Die Daten beruhen auf Selbsteinschätzung der Patienten.**

klimakterische Beschwerden	9
postoperative Beschwerden	4
Abortus imminens	3
neurotische Beschwerden	2
	18
Abbrüche (techn. Art)	5
verblieben	13

Von diesen 13 Patienten zeigten sich anschließend:
beschwerdefrei   4,
gebessert   8,
ungebessert   1.

In den Vorgesprächen fiel auf, daß neben den genitalen eine Fülle extragenitaler Symptome, wie Herz-Kreislauf- und Atemstörungen, geklagt wurde, was erfahrenen Gynäkologen durchaus geläufig ist (*Prill* 1986). Diese überzufällige Koppelung von funktionalen Unterleibsbeschwerden mit psychoneurotischen Symptomen unterstreicht nach *Jung* et al. die psychogenetische Hypothese jener Symptomkomplexe.

Prill (1986) ist der Auffassung, daß etwa 75% der Patientinnen mit Pelvipathia extragenitale neurovegetative Beschwerden haben. In der **Tabelle 2.2** sind die Überweisungsdiagnosen und Beschwerden der Patientinnen der *Jonas'*schen Untersuchung zusammengestellt.

Teilweise waren die Frauen schon seit vielen Jahren immer wieder untersucht, auch wiederholt laparoskopiert worden, ohne daß ein pathologischer Befund erhoben werden konnte.

Tabelle 2.2: Überweisungsdiagnosen und Klagen der Patientinnen in der Studie von *Jonas* (1984)

Gynäkologische Beschwerden	extragenitale Beschwerden
chron. Unterleibsbeschwerden	Rückenschmerzen
Pelipathia spastika	Verspannungen im Schultergürtel
spastische Unterleibsbeschwerden	Kopfschmerzen
unklare Schmerzen im Unterleib	Appetitlosigkeit
Dysmenorrhoe	Übelkeit
vaginale Verkrampfung	Magenkrämpfe
Vaginismus	Reizmagen
Kohabitationsbeschwerden	Magen-Darm-Störungen
sekundäre Anorgasmie	Opstipation
Fluor	Herzbeschwerden
Amenorrhoe	Herzstiche
vaginaler Pruritus	zahlreiche vegetative Symptome
Miktionsdrang	Taubheitsgefühle
Kanzerophobie	Nervosität
	Schlafstörungen
	Angstgefühle

In der **Selbsteinschätzung** der Therapie **(Tabelle 2.3)** gaben von den 20 Patientinnen 15 an, ihre somatischen, und 14, ihre psychischen Beschwerden hätten sich im wesentlichen gebessert.

Tabelle 2.3: Selbstrating der 20 Patientinnen von *Jonas*

körperliche Beschwerden	besser	15	(~ 75 %)
	unverändert	3	(~ 15 %)
	schlechter	2	(~ 10 %)
psychische Beschwerden	besser	14	(~ 70 %)
	unverändert	3	(~ 15 %)
	schlechter	3	(~ 15 %)

Das Freiburger Persönlichkeitsinventar (*Fahrenberg* et al. 1973) wandte *Jonas* (1984) zur Erfassung von Veränderungen der Persönlichkeitsvariablen seiner gynäkologischen Patientinnen an. Er fand signifikante Veränderungen in drei Dimensionen: FPI 3 mit signifikantem **Abbau depressiven Verhaltens** (5%-Niveau); FPI 6 mit signifikanter **Zunahme von Gelassenheit, Selbstvertrauen und Gutgelauntheit** (5%-Niveau), was wohl als antidepressive Wirkung zu verstehen ist; FPI 8 mit hochsignifikanter Zunahme (1%-Niveau) von **Ungezwungenheit, Kontaktfähigkeit**. Diese Besserung des Sozialverhaltens der Patientinnen scheint bemerkenswert.

In den abschließenden Interviews wurde deutlich, daß bei einer Reihe von Patientinnen die Symptomreduktion zu der Erkenntnis geführt hatte, ihre gynäkologischen Beschwerden könnten keine isolierte organische Erkrankung sein. Sie korrigierten daraufhin oft die geklagte Kanzerophobie. Der anfangs gehäufte Gebrauch von Analgetika und Psychopharmaka wurde bei 12 von 20 Patientinnen spontan reduziert.

Jonas und *Schön* betonen sinngemäß, daß eine „alleinige technische Betreuung von Patientinnen mit dieser besonderen Symptomatik durch das RFB nicht ausreichend ist, wie dies …von den Patientinnen selbst geäußert wurde". Die persönliche Betreuung mit **kontinuierlicher Gesprächsführung (evtl. auch in kleinen Gruppen)** erweise sich als eine notwendige Bedingung einer längeren gezielten RFB-Therapie.

Äußerungen dazu:

„Seit einem halben Jahr hatte ich sehr starke Unterleibsschmerzen. Sie wurden so stark, daß ich nachts nicht mehr schlafen

konnte. Daraufhin kam ich zu Herrn Dr. Leuner in die Entspannungstherapie. Nach der 15. Sitzung waren die Schmerzen total weg. Ich merkte, daß sie nach der zehnten Sitzung schon schwächer wurden. Seit einem Monat bin ich ohne Therapie und habe seitdem nichts mehr gemerkt. "

„ Vor zwei Jahren war ich wegen chronischer Eierstockentzündung zur Behandlung im Krankenhaus, nach dem Examen bekam ich praktisch einen Zusammenbruch mit Herzbeschwerden und verschlimmerter Eierstockentzündung. Ich wurde von der Frauenklinik überwiesen an die Entspannungstherapie, weil ich einfach kein Zutrauen mehr zu und Angst vor meinem Körper hatte, Angst, ins Krankenhaus zu kommen; und ich muß sagen, ich habe durch die Entspannungstherapie wieder mehr Zutrauen zu meinem Körper gewonnen und gesehen, daß man die Organe aktiv beeinflussen kann und habe allgemein mehr Selbstvertrauen bekommen. "

Hochleistungen

Insbesondere bei Menschen, die in ihrer Tätigkeit **häufig von Überforderung bedroht** sind oder extrem hohe qualitative Anstrengungen leisten müssen (auch naturgemäß im **Sport**, wie bei Reitturnieren usw.), können durch regelmäßiges RFB-Training in individuell zugeschnittenem Selbsttraining Spitzenleistungen erreicht werden unter weitgehender psychophysischer Schonung und indem die volle Breite des gesunden Schlafes erhalten wird.

Sofern technisch entsprechend kleine bewegliche Geräte für die Einleitung der Entspannung zur Verfügung stehen, würde es möglich, auch Personen, die **unter starkem Streß** und **starker beruflicher Inanspruchnahme** stehen, sehr gezielt und individuell auf diese streßbetonten Situationen vorzubereiten. Zu denken ist an die Abhaltung schwieriger **Konferenzen, Verhandlungen**, Vorstellungsgespräche, berufliche Höhepunkte, etwa bei **Künstlern, Dirigenten** usf.

Behandlung von Tabletten- und Alkoholabhängigen

Die beschriebenen Behandlungen mit RFB wurden durch therapeutische Gespräche unterstützt. Diese sind wichtig, um zur konsequenten Durchführung der Behandlung zu motivieren und die Klienten auf ihre Fehlleistungen aufmerksam zu machen.

Die überzeugend schnelle Entspannung und ihre ausgeprägte psychische Wirkung wiederholen sich hier, wie an anderer Stelle gesehen. Die Entfaltung eines **tragenden, vertrauenden Kontakts** zum Therapeuten sticht besonders hervor.

Der Einsatz des RFB hat sich bei den hier beschriebenen, sehr **einfach strukturierten, z. T. auch sehr desolaten Patienten** besonders gelohnt. Das war selbst dann der Fall, wenn sie in ihrem schlichten Verständnis eine sehr einfache, aber offenbar als wohltuend empfundene Wirkung erlebten.[11]

Die Strategie der Behandlung abhängiger Patienten ist in der Regel polypragmatisch angelegt als eine Kombinationsbehandlung mit verschiedenen, teils gleichzeitig, teils hintereinander **gestaffelten Techniken**. Drei Hauptphasen der Behandlung werden im allgemeinen unterschieden.

In der **1. (Einstiegs-)Phase mit Kontaktaufnahme und Beratung** können eine oder zwei Entspannungsbehandlungen mit RFB die häufig sehr schwierige Kontaktaufnahme wesentlich fördern. Die Stellung des Therapeuten ist dadurch erleichtert. Der sofortige Einsatz des RFB zeigt dem Klienten, daß direkt etwas getan wird. Die Patienten kommen dann gern und regelmäßig zur Behandlung. Ihre Aussagen über die Wirkung dieser Übungen lassen sich zusammenfassen als:

Verbesserung des Allgemeinbefindens, Abbau von Nervosität und Steigerung des Antriebes. Der wohltuende Einfluß des RFB in Krisensituationen oder bei Rückfällen in die Sucht durch eine Krise ist besonders hilfreich.

Die durch RFB erreichte Regression und Tiefenentspannung knüpft häufig an die Erfahrung der Patienten mit Rausch- und

---

11. Der weitere Text entstammt weitgehend einem Bericht von Frau Dr. med. G. *Boss* und Herrn O. *Bütikofer*, Sozialarbeiter am Sozialmedizinischen Dienst, Bern-Land und Laupen, CH-3063. Beiden ist herzlich für ihren sachverständigen Erfahrungsbericht zu danken.

Beruhigungsmitteln sowie Alkohol an. Sie gibt ihnen jene oral-getönte Beruhigung, die sie mit Hilfe dieser Mittel häufig suchen.

In der „weichen" Stimmung nach der RFB-Sitzung entwik-kelt sich selbst bei den sonst kontaktablehnenden Menschen ein verbaler Zugang, gelegentlich kann auch bereits eine Psychothe-rapie begonnen werden.

Die **Phase 2** der oft sehr quälenden **Entgiftung** wird häufig stationär durchgeführt. **Die Entzugserscheinungen können durch RFB-Sitzungen deutlich herabgesetzt werden.** Die Übungen werden mitunter als Ersatz für die Wirkung des Sucht-mittels erlebt. Die Patienten sind dankbar und häufig sehr über-rascht, daß mit einem nicht-chemischen Verfahren Wirkungen hervorgerufen werden können, die sie bisher nur in Verbindung mit dem Suchtmittel gekannt haben.

Die Verbesserung des Allgemeinbefindens und der Abbau der Entzugssymptome überzeugen die Patienten weiterhin, daß sie früher oder später die Unabhängigkeit von Suchtmitteln wer-den erreichen können. Diese Erfahrung ermutigt.

In der **3. Phase**, der **Stabilisierung**, kann die durchgeführte **gruppen- oder einzelpsychotherapeutische Behandlung** durch RFB günstig unterstützt werden.

In der genannten Beratungsstelle gehört die Therapie mit dem RFB zum Arbeitsgebiet der Sozialarbeiter. Es ist wichtig, daß diese selbst Erfahrung damit haben, um den Patienten richtig an-leiten und die Entwicklung kontrollieren zu können.

RFB wird auch suggestiv als **Sofortmaßnahme bei Rückfäl-len** angeboten („Wir müssen jetzt sofort etwas machen!"), was die Patienten erleichtert annehmen. Im Ablauf der einzelnen Sit-zungen ist es wichtig, die erste RFB-Übung gut vorzubereiten. Ein Programm über Anzahl der Sitzungen pro Woche, der Dauer und Zielsetzung wird jetzt vorgeschlagen. Die Anwesenheit des Therapeuten während der Sitzung wirkt eher störend. Als Hilfe dient der Hinweis, daß der Sozialarbeiter in der Nähe ist und ge-rufen werden kann.

Die Akzeptanz des RFB ist bei Frauen weit ausgeprägter als bei Männern. Es scheint vor allem bei den Konflikttrinkern indi-ziert zu sein, wozu Frauen meist gehören.

Der Übergang zu einer anderen Psychotherapie, etwa der ka-tathym-imaginativen Psychotherapie, ist nach 15-17 RFB-Sit-zungen einfacher, als man früher erwartet hatte: Gewisse Ängste sind schon abgebaut, die Motivation und die Durchhaltefähigkeit sind verbessert und können damit bereits getestet und trainiert werden.

Ausreichend Zeit sollte auch für die Einstellung des Apparates genommen werden und von Zeit zu Zeit ist sie zu überprüfen, da Klienten die Signale mit zunehmendem Training verändert haben möchten.

Eine Sitzung dauert 30-35 Minuten. Im Anschluß soll der Klient genügend Zeit haben, seine Befindlichkeit und seine Empfindungen zu stabilisieren. Viele haben in der Regel danach Lust auf ein Gespräch, das für die Sozialarbeiter oft reichhaltige Quelle für Informationen ist als Beginn einer Beziehung und oft die weitere Zusammenarbeit erst möglich macht.

Aus allen Reaktionen auf die RFB-Übung war der Eindruck der Klienten fast übereinstimmend, daß „ihr Rückgrat gestärkt werde, daß sie sich aktiver erleben und die Frustrationstoleranz deutlich zunimmt".

Mit den Entspannungssitzungen zu Hause geht „die Selbsttherapie" weiter, sofern sie bereits durch den Therapeuten gestützt worden ist. Auffällig war, daß einige der Klienten, die auf das RFB positiv reagiert hatten, von der psychiatrischen Universitätsklinik oder der psychiatrischen Poliklinik bereits „abgeschrieben" waren. Trotz der z.T. schlechten Prognosen hat sich bei den meisten die Situation stabilisiert, wobei auch das Respiratorische Feedback einen nicht unbedeutenden Erfolgsbeitrag geleistet und in unserem Hilfsangebot einen festen Platz eingenommen hat.

Falldarstellungen

1. Rosemarie L., geb. 1930

Diagnose
chronischer Alkoholismus bei leicht depressiver und verstimmba-
rer Persönlichkeit, erhöhte Empfindlichkeit, Klimakterium.

Grund für RFB
aktive Hilfe nach letztem Rückfall, regelmäßiger Kontakt für Ge-
spräche und Medikamentengabe, Arbeit an Selbstkonzept.

Beschreibung des Selbsterlebens des RFB
„Ich fühlte mich durch meine unregelmäßige Arbeit sehr müde
und abgespannt. Da wurde mir angeraten, es einmal mit dem
Biofeedback zu versuchen. Zuerst war ich etwas skeptisch. Aber
schon nach dem 1. Mal war ich überrascht von der Wirkung.
Mein Körper wurde sehr schwer, und ich lag wie ein Stein auf
dem Bett. Gleichzeitig aber wurde mein Körper leicht und
schwebte über mir wie eine Plastiktüte. Ich wurde so wohlig mü-
de. Anschließend mußte ich meistens arbeiten gehen. Trotz der
wohligen Müdigkeit ging mir die Arbeit sehr leicht von der
Hand."

2. Denise I.

Diagnose
leicht debile, hysterische Persönlichkeit mit Analgetikaabusus
bei psychosomatischen Beschwerden (Kopfschmerzen und Ma-
genbeschwerden).
Der Einstieg bei ihr gelang mittels des RFB. Die Kopfschmer-
zen nahmen zusehends ab, die Verstimmungszustände wurden
seltener. Dadurch wurde es möglich, eine Budget-Beratung und
eine Haushaltshilfe einzusetzen. Die Situation in der Familie
blieb etwa sechs Monate lang stabil. Sitzungen wurden einmal
wöchentlich in den ersten fünf Wochen nach einer Probe durch-
geführt. Denise fühlt sich nach der RFB-Sitzung aktiver und lei-
stungsfähiger. Ich muß erwähnen, das sie bereits mit mehreren
Sozialberatungsstellen Kontakt hatte und überall als betreuungs-
unfähig abgeschrieben worden war.

Selbsterfahrungsbericht über die RFB-Übungen:
„Bevor ich mit der Entspannungskur anfing, war ich innerlich
sehr nervös und unruhig. Ich litt auch häufig an sehr starken
Kopfschmerzen. Nachdem ich eine Kur mit dem Entspannungs-
gerät gemacht hatte, fühlte ich mich sehr gut. Ich war ruhig und
ausgeglichener. Auch die Kopfschmerzen traten nicht mehr so oft
und stark auf. "

Kommentar
In beiden Fällen wurden das im Vordergrund stehende Erleben
der Sedierung, des Wohlbefindens und der psychischen und phy-
sischen Erholung sowie der Einfluß auf die Beschwerden, die zur
Abhängigkeit geführt haben, deutlich.

3. Ernst K., geb. 1944

Diagnose
Nach zunehmend schmerzhafter Diskopathie Dekompensation
mit Polytoxikomanie und phobischer Examensangst. Familiär
mit Suizid belastete, infantile, überehrgeizige und zwanghaft per-
fektionistische Persönlichkeit.

Grund für das RFB
vegetative Stabilisierung, Vorbereitung für Psychotherapie.

Erfolg
gutes Erlernen der Entspannung, nachlassende durch Angst aus-
gelöste Anfälle von Zittern, Einstieg in die KIP (galt in Psychia-
trischer Klinik und Poliklinik als nicht psychotherapiefähig).
Nach Abschluß der angeschlossenen KB-Psychotherapie, die der
Patient sofort als positiv erlebte, schlagartige Besserung und
Klärung seiner weiteren beruflichen Situation.

Tinnitus

Es liegt eine Mitteilung von *Ganz* vor, über die Wirkung von RFB
bei Tinnitus. *Ganz* ist nicht nur HNO-Arzt, der sich speziell mit
dem Tinnitus-Problem befaßt, sondern auch selbst Betroffener,
dem RFB gut getan hat.   Er berichtet aus seiner „Tinnitus-
Sprechstunde". (Ohrgeräusche, Tinnitus-Sprechstunde. Thieme

Stuttgart, 1986, inzwischen aber 3. Auflage 1996). *Ganz* bezieht sich auf eine größere Anzahl von Patienten und auch auf seine Eigenerfahrung. Zwei „arg von ihrem Tinnitus geschüttelte Patienten" haben bei ihm eine komplette **RFB-Kur mit 15 Sitzungen zu je einer Stunde** durchgeführt. Sie haben ihren Tinnitus zwar noch nicht ganz verloren, aber sie nehmen ihn weniger häufig und weniger deutlich wahr. *Ganz* gibt an, daß vor allem Tinnitus bei emotional ausgelösten Stress-Faktoren wesentlich ist, und dort, wo noch ein normales Gehör vorliegt, ist RFB gut einsetzbar. In *Leuner's* Buch-Fragmenten ist ebenfalls von guten Eigenerfahrungen des RFB bei Tinnitus die Rede: „Das Meeresrauschen im Gerät kann die Ohrgeräusche fast ganz verdrängen". Es wird auch berichtet, daß der Schlaf besser wird, ein allgemeines stärkeres Wohlbefinden besteht und auch das Autofahren weniger riskant geworden sei.

Sowohl bei *Ganz* als bei *Leuner* ist die Rede davon, daß man das RFB eine ganze Stunde anwendet, ev. in einer fraktionierten Sitzung *(Leuner)* von 2 x 1/2 Stunde mit einer Pause, wo der Patient dazwischen etwas liest.

Gesonderte Publikationen über RFB bei Tinnitus sind uns im Kreise der damit befaßten Kollegen bis dato nicht bekannt geworden. Wir glauben aber, daß diese fragmentarischen Mitteilungen zu weiteren Versuchen bei dem quälenden Leiden Anlaß geben sollten.

Literaturverzeichnis

Aasum, B.: Psychotherapy and other "therapies". Journ. of. N.P.A. 10, 20-27, 1978 (Norwegen).

Aasum, B.: Respiratory feedback as tool in psychotherapeutic treatment. Trondelag Psychiatric Hospital, Trondheim, 1989.

Barolin, G. S.: Experimental Basis for a Neurophysiological Understanding of Hypnoid States. European Neurology **21**, 59, 1982.

Barolin, G. S.: Autogenes Training – Respiratorisches Feedback. Differenzielle Indikationen, Abgrenzung, Einordnung. In:

Pesendorfer (Hrsg.): Gedächtnisband zu J. H. Schultz' 100. Geburtstag. Literas, Wien 1987.

Barolin, G. S.: Autogenes Training (AT), Respiratorisches Feedback (RFB), neue Gesichtspunkte zu alten Erfahrungen. Ärztl. Praxis und Psychoth. 10, 22, 1988.

Bathe, L. N.: Erweiterte Untersuchungen mit dem RFB-System und Kontrolle der Ergebnisse von K. K. Fontheim. Med. Diss., Göttingen 1975.

Benson, J. P.: The relaxation response. New York, William Morrow 1975.

Birbaumer, N.: Überlegungen zu einer psychophysiologischen Theorie der Desensibilisierung. In: Brengelmann, J. C., Tunner, W. (Hrsg.): Verhaltenstherapie. Urban & Schwarzenberg, München 1973b.

Budzynski, Th.: Biofeedback and the twilight states of consciousness. In: Schwartz, E., Shapiro, D.: Consciousness and Selfregulation. Vol. 1, 361, Plenum Publ. Corp. New York 1976.

Cornelius, S.: Breathing Easier. Health Matters, Hartford Memorial Hospital, 2, 2-3, 1995.

Dittrich, A.: Ätiologie-unabhängige Strukturen veränderter Wachbewußtseinszustände. Enke, Stuttgart 1985.

Fontheim, K. K. Erste klinische Ergebnisse der Entspannungstherapie mit einem Biofeedback-System. Med. Diss., Göttingen 1973.

Fuchs, M.: Funktionelle Entspannung. Hippokrates, Stuttgart 1979.

Gabelmann, J.: Erste klinische Erfahrungen mit Respiratorischem Biofeedback in der Geburtshilfe. Gynäkol. Geburtshi., 37, 309, 1977.

Ganz, F.-J.: Ohrgeräusche. Ärztlicher Rat. Thieme, Stuttgart 1983, S. 95ff.

Geiselmann, Linden: Zit. n. Schüssler, G., Linden, M., 1986.

Götte, A.: Weitere Untersuchungen über die Wirkung des Respiratorischen Biofeedback-Systems bei Patienten mit neurovegetativen und psychosomatischen Störungen unter Berücksichtigung psychologischer Testmethoden und des subjektiven Befindens des Patienten. Med. Diss., Göttingen 1978.

Grim, P. F.: Anxiety change produced by self-induced muscle tension and by relaxation with respiration feedback. Behavior Therapy 2, 11, 1971.

Gross, M.: Antihypertensive Behandlung mit Respiratorischem Feedback. MMW 131 (1989) Originalarbeit Nr. 1089014

Gross, M., Böttcher, S., Middeke, M.: Hypertonie und respiratorisches Feedback. Z. Allg. Med. 1991; 67: 248-255, Hippokrates-Verlag, Stuttgart.

Hagedorn, A.-E.: Vergleich der Wirksamkeit von respiratorischem Biofeedback und autogenem Training in der Selbsteinschätzung der Patienten. Med. Diss., Medizin. Hochsch. Lübeck 1979.

Handt, W.: Weitere Ergebnisse der Behandlung mit dem Respiratorischen Feedback (RFB) unter Einschluß einer Syndrom-Analyse. Med. Diss., Göttingen 1977.

Harrer, G.: Diagnose und Behandlung psychovegetativer Störungen. In: Fortschritt und Fortbildung in der Medizin. III. Interdisziplinäres Forum der Bundesärztekammer. Deutscher Ärzte-Verlag, Köln 1979.

Harris, V. A., Katkin, E. S., Lick, J. R., Haberfield, C.: Paced respiration as a technique for the modification of autonomic response to stress. Psychophysiology 13, 386, 1976.

Henke, M.: Bewußte Atemkontrolle sediert die Substantia reticularis euromed 1, 1980.

Herrmann, F.: Der Atem in Symbolik und Lebensübung. In: Heyer-Grote, L.: Atemschulung als Element der Psychotherapie. Wiss. Buchges., Darmstadt 1970.

Herrmann, J. M.: Psychosomatische Therapie bei Hypertonie. Münch. med. Wschr. 49, 869, 1986.

Herrmann, J. M., Rößler, K., Franck, M., Geigges, W., Schäfer, H., Stiels, W.: Respiratorisches Feedback in der Rehabilitation onkologischer Patienten – differentielle Indikation, therapeutische Effekte, Patientencompliance. Praxis der psychosozialen Onkologie, VfM Dr. Ewald Fischer, Heidelberg, 1993.

Hoffmann, B.: Handbuch des Autogenen Trainings. Dt. Taschenb. Verlag, München 1981.

Holliday, J. E., Haake, R., Range, M.: Reduction in Neural Respiratory Drive to Reduce Ventilaor Weaning Failures Using Biofeedback. Respiratory Care Open Forum, The American Association for Respiratory Care, San Diego, CA, 1996.

Holliday, J. E., Haake, R.: Reduction in Respiratory to CO_2 for Delta and Theta EEG Produced During Wakefulness by Respiratory Feedback. Intern. Conference of American Lung Association and American Thorac Society, May 22-25, 1994, Boston, Massachusetts.

Hume, W. J.: Biofeedback, Forschung und Therapie. Huber, Bern, Stuttgart, Wien 1979.

Iversen, G. Krapf, G., Leuner, H.: Gegenüberstellung zweier Methoden der Entspannungstherapie – Offenes Forum. Allgemeinarzt **2**, 74-85, 1988.

Jonas, W. R.: Behandlungsergebnisse des psychovegetativen Syndroms gynäkologisch Kranker mit dem Respiratorischen Feedback (RFB). Med. Diss. Göttingen 1984.

Jung, F.: Das Prinzip des Respiratorischen Feedback und die Schwerpunkte seiner Anwendung. Therapiewoche **31**, 3688, 1980.

Jung, F., Klapsing-Hessenbruch, A.: Vergleichende Studie der therapeutischen Ergebnisse zwischen Respiratorischem Feedback (RFB) und einer Placebo-Behandlung. Z. Psychosomat. med. Psychoanal. **24**, 36, 1978.

Jung, F., Schön, K., Leuner, H.: Neue Wege zur Behandlung funktioneller gynäkologischer Syndrome durch das Respiratorische Feedback (RFB). Der Praktische Arzt **9**, 1236, 1979.

Keute, H., Bartkowiak, I., Douwes, F.: Das Respiratorische Feedback in der stationären Krebsnachsorge. Ergebnisse einer kontrollierten Therapiestudie zur Ganzheitlichkeit onkologischen Handelns. Dt. Z. Onkologie **18**, 35, 1986.

Kleine, U.: Aus der Schmerztherapie: Erste kontrollierte Studie zur Wirksamkeit von respiratorischen Biofeedback-Verfahren innerhalb der Behandlung psychosomatischer Störungen. Med. Diss., TU Aachen 1987.

Kleinsorge, H.: Läßt sich Psychotherapie abgrenzen? Psycho **14**, 156, 1988.

Koch, W.: Das Atemfeedback nach Leuner. – Aus der Praxis eines Nervenarztes für die Praxis (mit Fallbeispielen). Vortrag, gehalten auf dem 9. Symposium über Respiratorisches Feedback, Bad Schachen 25. 4. 1982 (Selbstverlag Gesellschaft für medizinische Feedback-Geräte, Göttingen).

Kochen, M. M.: Respiratorisches Feedback versus Autogenes Training. Kartei der Praktischen Medizin, 31.10.1986, Heft 10, 52. Jg.

Krauß, H. Atemfeedback in der Atemtherapie. Atemtherapie, Hippokrates-Verlag, Stuttgart 1988.

Kretschmer, E.: In: Franke, E., v. Gebsattel, V. E., Schultz, J. H. (Hrsg.): Handbuch der Neurosenlehre und Psychotherapie. Urban & Schwarzenberg, München, Berlin 1958.

Krupka, A.: Zur Beeinflussung des Vorstartzustandes durch Atem-Biofeedback dargestellt am Beispiel des Wasserspringes. Med. Diss., Göttingen 1991.

Kruse, W. Schenk, Chr.: Erste Erfahrungen und Ergebnisse mit dem Einsatz des Respiratorischen Biofeedback in der Therapie bei Kindern. Therapiewoche **31**, 3697, 1981.

Langen, D.: Archaische Ekstase und asiatische Meditation. Hippokrates, Stuttgart 1963a.

Leuner, Chr.: Polygraphische Untersuchungen eines Respiratorischen Biofeedback Systems am Menschen. Med. Diss., Göttingen 1973.

Leuner, Chr., Leuner, H., Süss, K. J.: Elektronische Einrichtung zum Respiratorischen Feedback zur intensiven Entspannungstherapie. Med. Technik **97**, 52, 1977.

Leuner, H.: Selbstkontrolle vegetativer Funtionen durch Biofeedback-Methoden (Rückkopplungsverstärkung). Therapiewoche **27**, 5512, 1977.

Leuner, H.: Das Respiratorische Feedback – eine Entspannungstherapie bei psychovegetativen und neurotischen Krankheitsbildern. Der informierte Arzt, D 7333 EX, Jahrg. 5, Nr. 9, 1977.

Leuner, H.: Biofeedback und autogenes Training. Therapiewoche **31**, 3706, 1981.

Leuner, H.: Zur Indikation und wissenschaftlichen Fundierung des Respiratorischen Feedback (rfb). Der Allgemeinarzt, **6**, 344, 1984a.

Leuner, H.: „Biofeedback" in dem Handwörterbuch der Psychiatrie. Enke, Stuttgart 1984b.

Leuner, H.: Die intensive Entspannungstherapie bei „Problempatienten" mit dem Respiratorischen Feedback (RFB). erfahrungsheilkunde, 12/1984.

Leuner, H.: Lehrbuch des Katathymen Bilderlebens. Huber, Bern, Stuttgart, Toronto 1987.

Leuner, H.: Das Respiratorische Feedback (rfb). Eine basale Therapie in der ärztlichen Praxis von funktionalen und psychovegetativen Zustandsbildern. ZFA **63**, 747-751, 1987.

Leuner, H.: Das Respiratorische Feedback (RFB) – Physiologie und Klinik einer schnell wirkenden Entspannungsmethode. Moderne Suggestionsverfahren, Springer-Verlag Berlin, 1990.

Leuner, H.: Ein neuer Weg zur Tiefenentspannung: Das Respiratorische Feedback (rfb). Krankengymnastik, 43. Jg. (3/1991), S. 246-253.

Luthe, W.: Autogenes Training. Correlations psychosomaticae. Thieme, Stuttgart 1965.

Mader, F. H.: Respiratorisches Feedback (rfb) in den USA anerkannt. Der Allgemeinarzt **10**, 737, 1989.

Mader, F. H., Leuner, H.: Gegenüberstellung zweier Methoden der Entspannungstherapie – Respiratorisches Feedback (n. Leuner) und Autogenes Training (n. Schultz), ihre Gemeinsamkeiten und Unterschiede. Der Allgemeinarzt **8**, 568, 1986.

Mader, H. J.: Respiratorisches Feedback – der sanfte Weg zur völligen Entspannung. Der Allgemeinarzt **6**, 56, 1984.

Magnusson, I.: Ergebnisse einer verlängerten Therapie mit dem Respiratorischen Biofeedback mit Nachuntersuchungen. Med. Diss., Göttingen 1977.

Matz, F., Kreiß, V., Schenk, M., Schenk, Chr.: Wirksamkeit des Atemfeedbacks in der Gynäkologie. Der Kassenarzt, **22**, 44, 1985.

Mayer, M., Rojahn, V.: Untersuchungen der Auswirkung einer Behandlung mit dem Respiratorischen Biofeedback (Leuner) auf den Schwangerschafts- und Geburtsverlauf. Med. Diss., Heidelberg 1980.

Pfeiffer, W. M.: Konzentrative Selbstentspannung durch Übungen, die sich aus der buddhistischen Atemmeditation herleiten. Z. Psychother. med. Psychol. **16**, 172, 1966.

Prill, H. J.: Psychosomatische Gynäkologie. Urban & Schwarzenberg, München, Berlin 1964.

Prill: Persönl. Mitteilungen, 1986.

Schenk, Chr.: Ergebnisse der Behandlung mit dem Respiratorischen Feedback im Vergleich zum Autogenen Training bei Kindern in einer Allgemeinpraxis. Med. Diss. RWTH Aachen 1979.

Schenk, Chr.: Mit Atemfeedback zur Selbstentspannung: Kontrollierte Studie in der Behandlung chronisch psychosomatischer Schmerzzustände. Ärztliche Praxis **37**, 76, 1985.

Schenk, Chr.: Wirksamkeit des Atem-Biofeedbacks bei psychosomatischen Erkrankungen. Psycho **11**, 482, 1985b.

Schenk, Chr.: Wirksamkeit eines neuen Feedbacksystems. Der Kassenarzt **3**, 43, 1985c.

Schenk, Chr.: Bewußtseinsveränderungen unter Biofeedback. TW Neurologie Psychiatrie **8**, 314-320, Juni 1994.

Schenk, Chr., Schenk, M.: Bei Stottern autogenes Training oder Atemfeedback? Ärztliche Praxis **100**, 3150, 1983.

Schetelig, H.: Möglichkeit der Beeinflussung kindlicher Verhaltensstörungen durch Behandlung der Mütter mit dem Respiratorischen Feedback. Psychother. med. Psychol. **30**, 1, 1980.

Schmeichel, D.: Polygraphische Nachuntersuchung der Wirkung des Respiratorischen Feedback (rfb) auf das ZNS in Korrelation mit einem Entspannungsquotienten. Med. Diss., Göttingen 1986.

Schmidt, K.: Die Behandlung von Patienten mit psychovegetativer Symptomatik durch das Respiratorische Biofeedback (nach Leuner). Med. Diss. Göttingen 1979.

Schmole, N.: Leistungsmotivation der Geschlechter – eine Untersuchung zur Angstkomponente innerhalb des Konstrukts „Leistungsmotivation", dargestellt am Beispiel der Induzierung und Modifizierung eines Vorstartzustandes. Med. Diss., Göttingen 1981.

Schön, K.: Klinische Untersuchungen mit dem Respiratorischen Biofeedback (RFB) an Patienten mit funktionalen Unterleibsbeschwerden. Med. Diss., Göttingen 1979.

Schultz, J. H.: Das autogene Training. Thieme, Stuttgart 1973.

Schüssler, G., Linden, M.: Biofeedback in der Praxis des niedergelassenen Arztes. In: Bericht v. d. 22. Hamburger psychiatrisch-medizinischen Gesprächen „Verhaltenstherapie und Medizin", Hamburg 7. - 9. 11. 1986.

Scott, F.: New Device May Improve Copders' Diaphragmatic Breathing. Advance for Respiratory Care Practitioners **10**, 1992.

Shearouse, W.: The Use of Respiratory Biofeedback in Respiratory Disease. Respiratory Care, Nov. 91 Vol 36, No. 11.

Skinner, B. F.: The behavior of organism. New York 1958.

Tart, Ch. T.: States of consciousness. Dutton & Co., New York 1979.

Thomas, K.: Praxis der Selbsthypnose des Autogenen Trainings. Thieme, Stuttgart, New York 1983.

Wieck, H. H.: Psychovegetative Allgemeinstörungen. Medizin. Forum **3**, 23, 1979.

Wolpe, J.: Quantitative relationships in the systematic desensitization of phobias. Amer. J. Psychiatr. 119, 1062, 1963.

Zeier, H.: Arousal reduction with biofeed-supported respiratory meditation. Biofeedback and Self-Regulation **9**, 497, 1984.

Zeier, H.: Physiologische Grundlagen – Anwendungen in der Psychotherapie. Biofeedback, 2. Auflage, Verlag Hans Huber, Bern 1997.

KAPITEL 3

Respiratorisches Feedback bei Kindern, Notfällen und psychosomatischen Erkrankungen

von

HELGA WÄTZIG

1. Einleitung

Die große Stärke des Respiratorischen Feedbacks (RFB) besteht bekanntlich darin, daß der Patient sich nicht konzentrativ selbst entspannen muß, weil die sensorischen Eindrücke beim RFB automatisch positiven Einfluß auf den Entspannungszustand nehmen. Alternative Methoden wie das Autogene Training nach Schultz und die Muskelrelaxation nach Jacobson setzen hingegen einen Patienten voraus, der sich nicht nur über sein Ziel – eine möglichst tiefe Entspannung – klar ist, sondern der auch willens und fähig ist, durch das konzentrierte Ausführen der entsprechenden Übungen auf dieses Ziel hinzuarbeiten.

Diese Voraussetzungen sind jedoch z.B. bei Personen mit akuter psychischer Dekompensation oder bei hyperaktiven Kindern höchstens in Ausnahmefällen erfüllt. Hier wie dort kommt es darauf an, schnell und wirksam Entspannung herbeizuführen, wenn auch aus unterschiedlichen Gründen – und hier wie dort kann durch den Einsatz des RFB die Gabe von **Psychopharmaka stark eingeschränkt** und oft sogar ganz umgangen werden. „Notfallpatienten", also Patienten mit akuten psychischen Traumata, konnten durch eine sofortige RFB-Behandlung häufig schon bei einem anschließenden Gespräch mit der Verarbeitung traumatischer Erlebnisse beginnen. Dadurch wurde nicht nur der Medikamenteneinsatz, sondern auch die Behandlungsdauer spürbar verringert.

Bei Kindern, die das hyperkinetische Syndrom – oder Hyperaktivität als isoliertes Symptom – zeigen, muß in meiner Praxis der Erfolg vor allem deshalb **möglichst schnell sichtbar wer-**

den, weil sich mein Patientenkreis überwiegend aus Einwohnern ländlicher Gemeinden zusammensetzt.

Unter der Landbevölkerung ist der Gang zum Psychotherapeuten noch nicht so selbstverständlich wie in der Stadt, wo der Therapeut als Dienstleister für die Kinder eine ähnlich solide Stellung wie der Nachhilfelehrer einnehmen kann. Außerdem müssen die Kinder meistens von einem Elternteil – im allgemeinen der Mutter – zur Praxis und wieder nach Hause gebracht werden, was bei weiteren Fahrtstrecken sowie Zeit- oder Geldmangel schnell zum Abbruch der Behandlung führen kann, wenn sich nicht bald ein Erfolg zeigt. In den letzten Jahren hat sich diese Situation allerdings verbessert, weil die Eltern mittlerweile von Kindergärtnerinnen und Lehrern auf das RFB aufmerksam gemacht werden, und sie die Zustimmung zu einer Psychotherapie für ihr Kind nicht mehr unbedingt als Makel oder Schande ansehen.

Patienten mit **psychosomatischen Erkrankungen** unterscheiden sich von den beiden bereits genannten Gruppen dadurch, daß sie zwar nicht unbedingt einen unmittelbaren Erfolg erwarten oder benötigen, dafür aber nicht selten einen Marsch durch etliche medizinische – und oft auch esoterische – Institutionen hinter sich haben und dementsprechend jeder neuen Therapie eher skeptisch entgegensehen. Hier führt das RFB – wie noch darzustellen sein wird – ebenfalls zu beachtlichen Erfolgen, weil sich die Patienten auf die offenkundig unschädliche Behandlung meist ohne größere Bedenken einlassen – und weil das RFB auch und gerade in diesem Bereich gut eingesetzt werden kann.

Patienten mit **psychosomatischen Erkrankungen** unter-

2. Ergänzung und „Eisbrecher" – Kindertherapie mit dem RFB

Ab dem dritten Lebensjahr können Kinder erfolgreich psychotherapeutisch behandelt werden. Das RFB kommt bei Kindern und Jugendlichen **vor allem in zwei Funktionen zum Einsatz**:
    Grundsätzlich kann es die beispielsweise tiefenpsychologisch fundierte verbale Psychotherapie begleiten und unterstützen. Es gibt jedoch auch viele Fälle, in denen das RFB als „Eisbrecher" wirkt und die Aufnahme therapeutischer Gespräche überhaupt erst ermöglicht.

Ein 13-jähriger Realschüler
war mit dem Fahrrad ohne erkennbaren Grund gegen einen Pfahl gerast und hatte sich dabei im Bereich der rechten Gesichtshälfte offene Verletzungen und Prellungen zugezogen. In der Zeit vor dem Unfall war er zunehmend unruhig gewesen, hatte starke Stimmungsschwankungen gezeigt und sich vom Familienleben weitgehend abgekapselt, ohne Gründe für sein Verhalten nennen zu können oder zu wollen. Als er sich weigerte, mit dem verletzten Gesicht am Schulunterricht teilzunehmen und über nicht abklingende Schmerzen im Bereich der Kopfknochen rechts klagte, empfahlen Ärzte die Vorstellung bei mir. Als der 13-jährige im Erstgespräch häufiger meinem Blick auswich, schlug ich eine Entspannungstherapie mit dem RFB vor, weil seine Gesichtsmuskeln wegen der Schmerzen „so verspannt" seien und zum Teil schon Muskeln am Hals mitreagierten. Er und seine Eltern waren damit einverstanden. Vor und nach den ersten RFB-Behandlungen sprach ich bewußt nicht mit ihm, beobachtete jedoch – von ihm unbemerkt –, daß sich sein Gesichtsausdruck allmählich entspannte. Die dann vorsichtig geführten, zunächst auf das Feedback konzentrierten Gespräche ließen ihn zusehends offener werden und schließlich – wenn auch mit Mühe – über den Unfall sprechen: Er sei gegen den Pfahl gefahren aus Verzweiflung darüber, daß er von einem älteren Jugendlichen aus seiner Nachbarschaft sexuell mißbraucht werde und dagegen wehrlos sei. Er hatte sich vorgenommen, es niemandem zu gestehen, weil er sich „zu entsetzlich fühle". Durch seine Verletzung habe er räumlichen Abstand zum Täter gewonnen, aber erst während des RFB habe er wieder ein gutes Gefühl für sich selbst empfinden können und Pläne für die Zukunft gemacht.

Heftige, oft länger anhaltende Schmerzzustände treten bei Kindern jedoch nicht nur nach Verletzungen durch andere, oder – wie im geschilderten Fall – in Verbindung mit Selbstbestrafungsbedürfnis auf. Nach intensiven, zum Teil auch stationären Untersuchungen durch Kollegen werden mir immer wieder Kinder mit Schmerzsyndromen vorgestellt. Diese umfassen häufig Spannungs- und vasomotorische Kopfschmerzen sowie unspezifische Magen- und Unterbauchschmerzen; nur wenige Kinder zeigen eine typische kindliche Migräne. Auch bei der Behandlung dieser Schmerzsyndrome bietet das RFB dank seiner oben besprochenen Doppelfunktion in vielen Fällen einen geradezu eleganten Zugang zum Patienten. Die meisten Kinder kommen allerdings nicht wegen körperlicher Schmerzen in meine Praxis. Jüngere Kinder werden hauptsächlich wegen **Enuresis, Enkopresis sowie Kontakt- und Schlafstörungen** vorgestellt. Im Schulalter sind **Antriebssteigerung und Konzentrationsstörungen, Stottern, Tic-Bewegungen, erhöhte Angstbereitschaft, Lernverweigerung, gesteigerte Reizbarkeit und Aggressivität** sowie die immer häufiger geklagten **psychovegetativ-psychosomatischen** Störungen Indikation für eine Behandlung in Verbindung mit dem RFB.

Eine zehnjährige Grundschülerin
zeigte neben Antriebssteigerung und milieureaktiven Verhaltensauffälligkeiten eine persistierende Enuresis nocturna mit Rötungen auf den Innenseiten beider Oberschenkel. Schon nach zwei Behandlungen mit dem RFB näßte sie nicht mehr ein, obwohl das Thema Einnässen nicht besprochen worden war. Sie verbesserte sich deutlich in ihren Schulleistungen und konnte trotz des Widerstandes des Vaters die Realschule besuchen.

Die mit Abstand größte Gruppe unter den etwa 90 Kindern und Jugendlichen, die ich im Quartal behandle, sind die **Hyperaktiven** – in verschiedenen Ausprägungen und Abstufungen, aber generell mit steigender Tendenz. Etwa 95 Prozent dieser Patienten sind Jungen. In vielen Fällen läßt sich als eine der Ursachen für die Verhaltensauffälligkeiten übermäßiger **Fernsehkonsum** ausmachen.

Gerade bei einem Kind mit hochgradig hyperaktiven bzw. destruktiven Verhaltensweisen schlüpft der Therapeut in die Rolle des Sisyphos, wenn er versucht, dem Kind Übungen des Autogenen Trainings beizubringen – von der Muskelrelaxation nach *Jacobson* ganz zu schweigen. Man dreht sich hoffnungslos im Kreise, will man die Symptome eines hyperkinetischen Syndroms – zu denen gerade auch Konzentrationsschwäche gehört – durch das mühevolle und für Kinder oft nicht einsichtige Erlernen von Übungen behandeln, die hohe Konzentrationsfähigkeit verlangen.

Neben verhaltensmodifikatorischen Ansätzen, Familienberatung oder anderen Formen der soziotherapeutischen Hilfe sowie speziellen schulischen Fördermöglichkeiten wurden daher in der Vergangenheit bei der Behandlung hyperaktiver Kinder häufig Psychopharmaka eingesetzt. Neben Neuroleptika und Antidepressiva waren es vor allem Psychostimulantien, insbesondere Amphetamine und Methylphenidat (Ritalin®), seltener auch Phemoline (Tradon®), denen eine positive Wirkung auf das Verhalten hyperkinetischer Kinder zugeschrieben wurde und die mit den geringsten Nebenwirkungen einhergehen sollten.

Bei etwa 75-80% der Patienten wurde eine positive Verhaltensänderung beschrieben, d.h. eine Reduzierung der übermäßigen motorischen Aktivität, eine Abnahme der Impulsivität und eine verbesserte Aufmerksamkeit. Interessanterweise führten Placebos bei bis zu 54% aller Fälle ebenfalls zu einer deutlichen Besserung. Eine sichere positive Langzeitwirkung konnte generell nicht beobachtet werden. Die Nebenwirkungen der genannten und anderer Präparate, wie z.B. Captagon®, ließen zudem Eltern und Therapeuten immer wieder befürchten, daß Jugendliche oder Erwachsene diese Medikamente als Drogen konsumieren oder unter Spätfolgen leiden könnten. Allerdings wurden zuweilen sogar gesunde Kinder als hirngeschädigt eingestuft und mit Stimulanzien behandelt.

Bei Kindern unter fünf Jahren sollte eine medikamentöse Behandlung ohnehin nicht in Betracht gezogen werden. Mit RFB können hingegen Kinder **schon ab drei Jahren** behandelt werden, wobei sich außerdem die Dauer parallel laufender verbaler Behandlungen deutlich verkürzen läßt und keinerlei Psychopharmaka eingesetzt werden müssen.

Eine Vertrauensperson aus der Umgebung jüngerer Kinder – im allgemeinen ist das die **Mutter** – sollte bei den Übungen anwesend sein, um Ängste und Unruhe in der fremden Umgebung zu mildern. Außerdem führt das gemeinsame Erleben einer zunehmenden Entspannung erfahrungsgemäß zu einer Verbesserung der Mutter-Kind-Beziehung, die durch die Hyperaktivität des Kindes oft stark leidet. Nur zwei Prozent der hyperaktiven Kinder machten durch ihren massiven Protest gegen das RFB eine erfolgreiche Behandlung unmöglich.

Zum Einstieg sind kurze Behandlungen von etwa 15 Minuten empfehlenswert. Häufig lassen sich kritischere Jungen motivieren, indem man ihnen die Kopfhörer als Teil einer „Pilotenausrüstung" anpreist – mit dem Hinweis: „Mama paßt auf, daß du uns nicht wegfliegst".

Nach einer viertelstündigen Sitzung ist ein hyperaktives Kind natürlich nicht entspannt. Dem Kind und seiner Begleitperson muß zuvor klargemacht werden, daß das Ziel der Behandlung darin besteht, die Entspannung – gegebenenfalls mit Unterstützung der Eltern – selbständig und zu jeder Zeit abrufen zu können, indem das Kind seinem eigenen Atem zuhört.

Um das zu erreichen, genügen meist **insgesamt 20 Sitzungen bei anfänglich zwei bis drei Behandlungen pro Woche**; in vielen Fällen sind sogar 15 Behandlungen ausreichend. Eine Behandlungsdauer von **20 Minuten** hat sich bei Kindern als zweckmäßig erwiesen. Bei ablehnenden Jungen sind zu Anfang **auch Belohnungen** durch die Eltern notwendig, damit sie sich zur regelmäßigen Teilnahme an den RFB-Behandlungen motivieren lassen. Bald aber bringen die Kinder die Motivation selbst auf, z. B. weil sich ihre Schulnoten im allgemeinen spürbar verbessern und sie bemerken, wie positiv ihr soziales Umfeld auf ihr „entspannteres" Verhalten reagiert.

Bei einem achtjährigen blinden Jungen
mit stark ausgeprägter Hyperaktivität und heftigen Tics zeigte sich trotz der nur auf den Gehörsinn beschränkten Behandlung ein deutlicher Erfolg. Nach wenigen Wochen war der zuvor in keine Klassen- und Hausgemeinschaft seines Blindeninternats integrierbare Junge nicht nur in der Schule weitgehend unauffällig und fröhlich, sondern terrorisierte auch seine – sehenden – Geschwister zu Hause nicht mehr. Zitat: „In der Schule mach' ich auch Feedback. Wenn mich die anderen aufregen, hör' ich dem Atmen zu und denk' gar nicht mehr an die. So zur Selbstverteidigung mach' ich's auch – immer wenn ich nervös bin. "

3. Das RFB als "troubleshooter" – Einsatzmöglichkeiten bei Notfällen

Eine 14-jährige Gymnasiastin
wollte vor dem Einzug der Familie in das neue Haus eine Nacht in ihrem zukünftigen Zimmer im Dachgeschoß des Neubaus verbringen. Als das Mädchen im Laufe des Tages seinen Schlafsack

und andere Utensilien ins Haus brachte, wurde ein dort arbeiten-
der Maurer aufmerksam, der im selben Dorf wohnte und das
Mädchen gut kannte. Gegen 23 Uhr am selben Abend drang der
angetrunkene Mann mit seinem Handwerkerschlüssel ins Haus
ein und wollte das Mädchen zum Geschlechtsverkehr überreden.
Als sie ablehnte, versuchte er, sie zu vergewaltigen. Dem Mäd-
chen gelang die Flucht bis zum Nachbarhaus, an dessen Haustür
sie klingelte. Während sie sich noch verzweifelt an die Haustür
klammerte, holte der Handwerker sie ein und brachte ihr mit ei-
nem Messer einen tiefen Kragenschnitt sowie Stichwunden am
Rücken bei. Vom Krankenhaus aus wurden die ersten Behandlun-
gen bei mir organisiert. Durch intensive RFB-Therapie, bei der
die Mutter zunächst neben dem Mädchen saß, und behutsamen
Gesprächen über das Trauma gelang es ohne jeglichen Einsatz
von Psychopharmaka, das Mädchen von massiven Panikattacken
zu befreien. Bis zur Gerichtsverhandlung konnte das Trauma
durch RFB und begleitende Psychotherapie aufgearbeitet wer-
den, so daß das Mädchen das Gerichtsgebäude ohne Panik betre-
ten konnte.

Eine 41-jährige Frau,
Mutter von zwei Kindern und in einem Pflegeberuf tätig, wurde
als Notfall von einer Freundin in meine Praxis gebracht. Sie
schluchzte verstört, konnte nicht sprechen, wirkte erschöpft und
winkte entmutigt ab, als ich ihr ein Gespräch anbot. Als sie sich
zum Gehen wandte, fragte ich sie, ob sie sich wenigstens ein we-
nig ausruhen wolle, damit ihrer Umwelt ihr verzweifelter Zu-
stand nicht so auffalle. Sie akzeptierte den Vorschlag, sich auf der
Feedback-Liege auszustrecken und war bereit, das RFB auszu-
probieren. Sie erklärte ungefragt, daß sie jegliche Medikamente
abgelehnt hätte. Nach 40 Minuten RFB war sie zu einem Ge-
spräch bereit und berichtete über sadistisches, bedrohliches Ver-
halten ihres Partners unter Alkoholeinwirkung.

Diese und andere Beispiele machen deutlich, daß Patienten
mit akuter psychischer Dekompensation nach extremen Belastungen – z.B. nach Bedrohungen oder Unfällen – durch das RFB
Distanz zu den traumatisierenden Erlebnissen gewinnen, so daß

sie über das Ereignis sprechen können. Der Einsatz von Medika-
menten kann in den meisten Fällen vollständig vermieden werden, was viele Patienten auch ausdrücklich wünschen und fordern. Die Aufarbeitung der belastenden Erlebnisse gelingt in der
Kombination von psychotherapeutischen Gesprächen und RFB
deutlich schneller. **Post-traumatische Streßsyndrome und psychosomatische oder psychovegetative Störungen nach dem
Trauma** werden weitgehend verhindert.

Neben der schnellen und direkten Wirkung des RFB ist gerade bei Notfällen die Tatsache hilfreich, daß das RFB relativ unabhängig von der Arzt- bzw. Therapeutenpersönlichkeit ist. Das
Beispiel eines Jugendlichen verdeutlicht die oben bereits geschil-
derte „Eisbrecher-Funktion" des RFB, der es in vielen Fällen zu
verdanken ist, daß keine Psychopharmaka eingesetzt werden
müssen.

Ein 15-jähriger Realschüler
*wurde als Notfall von seiner Klassenlehrerin in meine Praxis ge-
bracht, weil er vollkommen teilnahmslos – „wie versteinert" – im
Unterricht gesessen habe. Sein Vater sei acht Tage zuvor nach
längerer, schwerer Krankheit beerdigt worden. Die Familie habe
mit dem Tod schon einige Zeit rechnen müssen, und der Junge sei
in den Tagen nach der Beerdigung gefaßt gewesen und habe sich
am Unterricht wie auch am Gespräch mit Gleichaltrigen beteiligt.
ligt. Seine von der Schule informierte Mutter wisse keine Erklärung für sein Verhalten: Er habe sich am Morgen zu Hause unauffällig verhalten. Der Junge bewegte sich wie automatisch,
schaute starr, mied aber nicht durchgehend den Blickkontakt, als
ich mit ihm sprach. Er antwortete nicht. Als ich vorschlug, seine
Mutter kommen zu lassen, war Abwehr zu spüren, so daß ich davon absah. Organisatorische Probleme in der Praxis vorschüt-
zend, bot ich ihm an, sich auf der Feedback-Liege auszuruhen,
bis ich Zeit für die Fortführung des Gespräches hätte. Beiläufig
erklärte ich ihm das Prinzip des RFB, und er stimmte zu, sich mit
dem Kopfhörer abzuschirmen. In den folgenden 20 Minuten sah
ich häufiger unbemerkt nach ihm und stellte fest, daß sich sein
Gesicht zunehmend entspannte. Am Ende der RFB-Behandlung
konnte er sagen, daß er am Morgen unbemerkt ein Gespräch zwischen seiner Mutter und dem Hausarzt belauscht habe, aus dem*

hervorging, daß der Vater Tabletten genommen habe, um sein Sterben zu beschleunigen. Das mangelnde Vertrauen der Erwachsenen habe ihn schwer gekränkt.

Neben solchen „rein psychischen" Notfällen gibt es selbstverständlich auch Notfallsituationen mit stark psychosomatischen Komponenten.

Eine 54-jährige Hausfrau
mit Mamma-Carcinom wurde von einer Universitätsfrauenklinik zu einer Behandlung mit dem RFB überwiesen, weil sie auf die notwendigen Cytostatika-Infusionen mit extremer Angst, Abwehr und anhaltendem Erbrechen reagiert hatte. Die begleitende Tochter bestätigte, daß ihre Mutter völlig verängstigt und mutlos sei. Sie wolle die Infusionsbehandlung und damit den Kampf gegen den Krebs aufgeben. Nach einem wegen der Nausea kurz gehaltenen Gespräch über die Wirkungsweise des RFB war die Patientin zum Ausprobieren der Methode bereit. Die Haltung meines Praxisteams sollte der Kranken Regression ermöglichen, was schon bei der ersten Behandlung gelang. In den folgenden Wochen baute die Patientin durch intensive RFB-Nutzung ihre Ängste vor den Nebenwirkungen der Infusionsbehandlung ab und konnte die ihr verbleibende Lebenszeit intensiv nutzen.

4. Vom Kopfschmerz zur regressiven Traumabewältigung – RFB bei psychosomatischen Erkrankungen

Wenige Gebiete der Medizin warten mit so vielen Überraschungen auf wie die Behandlung psychosomatischer Erkrankungen. Die Klagen der Patienten reichen von den „klassischen" Beschwerden an Kopf, Herz und Magen über rezidivierende Gallenkoliken, hyperventilationstetanische Anfälle und Hörschwächen bis hin zu Krankheiten wie Colitis ulcerosa und – bei Mädchen und Frauen – Eßstörungen wie Anorexia nervosa und Bulimie. Angesichts der Vielfalt von Ursachen, Komplikationen und Vernetzungen psychosomatischer Erkrankungen ist es besonders erfreulich, daß fast alle diese Beschwerden eine Gemeinsamkeit haben: Sie lassen unter RFB-Behandlung deutlich nach und verschwinden häufig ganz.

Ein 32-jähriger selbständiger Techniker
litt seit acht Jahren unter rezidivierenden Darmblutungen, die von einer Colitis ulcerosa verursacht wurden. Er erhielt seit mehreren Jahren Medikamente; die Cortisongaben wurden jeweils seinem Gesundheitszustand angepaßt. Erst als Darmresektion und Anus praeter unmittelbar bevorstanden, konnten die Frau des Patienten und sein Hausarzt ihn schließlich zu einem Behandlungsversuch mit dem RFB überreden, das in Kombination mit dem Katathymen Bilderleben nach Leuner zu einer dramatischen Verbesserung führte. Kurz nach einer – durch längere Behandlung vorbereiteten – Visualisierung einer „Fahrt in seinen Darm" hörten die Darmblutungen auf. Der Patient lebt heute ohne Medikamente beschwerdefrei und unternimmt ausgedehnte Langstreckenreisen, während er bis zum Beginn der Behandlung seine schwäbische Heimat nie verlassen hatte.

Die schwere, langjährige Colitis ulcerosa
einer 54-jährigen Hausfrau konnte durch Gesprächstherapie in Verbindung mit intensiver RFB-Behandlung ebenfalls geheilt werden. Der Gesundheitszustand der Patientin war noch schlechter als beim o.g. Patienten. Nach sechs Wochen intensiver RFB-Behandlung – anfangs täglich – waren die Blutungen weitgehend gestoppt; vier Monate nach Behandlungsbeginn war die Patientin beschwerdefrei. Begleitende Gespräche förderten auch die „krankmachende Kränkung" zutage: Die Patientin litt unter ständiger Scham über den Alkoholismus ihres Mannes und reagierte auf jede „drohende Schande" mit massiven Blutungen.

Die meisten Patienten vereinbaren nach dem Ende der akuten Behandlung ein „Auftanken bei Bedarf" mit dem RFB, insbesondere vor abzusehenden beruflichen oder privaten Herausforderungen und Streßsituationen. Generell wird am Feedback als besonders angenehm empfunden, daß es vom Patienten nichts fordert und der Patient nichts leisten muß. Eine 44-jährige Krankenschwester faßte dies so zusammen:

„Wissen Sie, was mir am Feedback so guttut? Daß Sie gesagt haben: Sie müssen sich nur dort hinlegen und nichts tun. Das ist eben nicht wie beim Autogenen Training, wo man dann so ein schlechtes Gewissen hat, weil man immer noch nicht das spürt, was man spüren soll ...“

Viele Patienten mit psychosomatischen Beschwerden leiden nach oft jahrelanger Odyssee durch Medizin, Psychologie und Esoterik unter der Vorstellung, ihnen sei einfach nicht zu helfen: Die Krankheit wird als persönliche Niederlage empfunden.

Ein 31-jähriger Kfz-Mechaniker
war schon als Jugendlicher wegen rezidivierender Migräne behandelt worden. Nach einem nahezu schmerzfreien Intervall von zehn Jahren litt er wieder regelmäßig an massiven Migräneanfällen, insbesondere an Wochenenden. Unter der Woche belastete ihn ein aggressiver Kollege am Arbeitsplatz, dessen Attacken er nichts entgegenzusetzen wußte. Weder die regelmäßige Einnahme von Suppressiva wie Optalidon® und Imigran® noch ein von einem Heilpraktiker konstruiertes Gerät (zur Abwehr von Erdstrahlen (!) – zum Preis von 4000 DM) zeigten Erfolg. Nach fünfmaliger RFB-Behandlung staunte der Patient über sein erstes schmerzfreies Wochenende seit sechs Jahren und lebt heute beschwerdefrei. RFB nutzt er weiterhin regelmäßig – „zum Abschalten“. Auch die sexuelle Beziehung zu seiner Frau habe sich dramatisch verbessert.

Ein 36-jähriger Techniker
kam mit erheblicher Skepsis gegen Psychotherapie auf Drängen seiner Frau in meine Praxis. Seit acht Jahren reagierte er auf geplante Reisen mit Tachycardien und Extrasystolen, die ihn meistens „gezwungen“ hatten, die Reisen abzusagen. Dieses Leiden hatte ihn im Beruf schon den Aufstieg in eine von ihm begehrte Position gekostet. Eine Kurbehandlung in einer psychosomatischen Klinik hatte er abgelehnt und lieber zeitweise Beta-Blocker eingenommen. Als er durch eine wirtschaftliche Krise seiner Firma seine fachlichen Entfaltungsmöglichkeiten eingeschränkt sah, gab er dem Drängen seiner Frau nach. Vor den ersten Behandlungen mit dem RFB wünschte er jeweils ein Gespräch mit

*mir über die wissenschaftlichen Veröffentlichungen über das
RFB (die allen Patienten im Wartebereich zugänglich sind) – er
kaschierte angestrengt seine Furcht, für geisteskrank gehalten zu
werden. Nach sechs Behandlungen wurde er sicherer, gelöster
und setzte das RFB fortan vorbehaltlos zur Entspannung ein.
Mittlerweile ist er in seiner Firma in leitender Position tätig.*

Auch bei psychosomatischen Erkrankungen übt das RFB die
bereits ausführlich diskutierte Funktion aus, verdrängte oder
ängstlich verborgene Probleme der Patienten innerhalb kürzester
Zeit zutage zu fördern und damit einer **verbalen Aufarbeitung
zugänglich** zu machen. Im Rahmen dieses Prozesses erleben Patienten zuweilen sehr intensive Regressionen und „flashbacks".

Ein 52-jähriger Bezirksleiter
*einer Bausparkasse, ehemals Lehrer für Latein und Geschichte,
litt seit vier Monaten unter anhaltenden Kopfschmerzen im Anschluß an eine Erkältung; weder Medikamente noch Akupunktur,
Autogenes Training oder Yoga zeigten Wirkung. Zeit seines Lebens machten ihm Aggressionsprobleme zu schaffen; in Konflikten neigte er zum Rückzug. Bei der zweiten Behandlung mit dem
RFB begann er zu weinen. Sein Vater sei in Polen als Soldat gestorben, als der Patient ein Jahr alt war. Er selbst werde jetzt
„gebeutelt" von Trauer und Wut, weil er seine Kinderrolle nie
habe leben können – seine Mutter habe ihn als Ersatz für den to-
ten Vater gebraucht. Mit 17 Jahren habe er den Vornamen seines
Vaters angenommen, dessen alte Reithose ändern lassen und
ebenfalls das Reiten begonnen, das er aber nach einem Reitunfall
zwei Jahre später habe aufgeben müssen. Während des Atem-
Biofeedbacks seien in ihm Bilder hochgekommen, die er sich
wohl nach den Erzählungen der Mutter geschaffen habe und die
ihm nicht mehr bewußt gewesen seien. Er habe sich plötzlich in
den polnischen Wäldern gehen sehen, wo sein Vater 50 Jahre zuvor an einem windigen Tag viele Kilometer gelaufen sei. Er habe
das Rauschen der Bäume gehört und dann intensiv den Geruch
seines Vaters wahrgenommen: nach Männerschweiß und Rasierwasser. Da sei in ihm ein ungeheurer Zorn gewachsen, weil sein
Vater den Krieg vielleicht überlebt hätte, wäre er nur nicht so*

„tapfer" gewesen. Der Vater sei ihm noch nie so nahe gewesen,
er selbst habe aber auch noch nie seine eigene Wut so deutlich
gespürt, daß sein Vater ihn verlassen habe und er dadurch keine
richtige Kindheit gehabt habe. Die folgenden Übungen mit dem
RFB stabilisierten ihn; er hatte auch beruflich mehr Erfolg, weil
er selbst schwierigste geschäftliche Gespräche mit größerer Ge-
lassenheit bewältigte. Der Patient arbeitete in der tiefenpsycho-
logischen Therapie die belastenden Erinnerungen seiner Kind-
heit auf und lebt heute beschwerdefrei und sehr erfolgreich in
Beruf und Familie.

An den Schluß dieses kurzen Überblicks über das Spektrum
der therapeutischen Möglichkeiten, die das RFB bei der Behandlung psychosomatischer Krankheiten bietet, sei ein Fall gestellt,
der – in seiner Einfachheit geradezu verblüffend – die Wirkungsweise der Tiefenentspannung mit Hilfe des RFB verdeutlicht:
Die Herbeiführung einer ersehnten **Schwangerschaft** durch RFB
und paradoxe Intention.

Eine 29-jährige Sekretärin
hatte seit viereinhalb Jahren – mehrmals auch durch Inseminati-
on – versucht, schwanger zu werden und lehnte eine Hormonthe-
rapie gegen kürzlich entdeckte Endometrioseherde ab. Sie wurde
zunehmend depressiv und geriet in eine agitiert gefärbte Lebens-
krise, so daß sie vom behandelnden Gynäkologen zu mir über-
wiesen wurde. In den beiden ersten psychotherapeutischen Ge-
sprächen konnte sie sich auf einen neuen Lebensplan einlassen:
ohne Kinder mit ihrem von ihr begeistert ausgeübten Beruf, ih-
rem Mann und ihren gemeinsamen Hobbys jeden Tag zu genie-
ßen. Wegen ihrer Antriebssteigerung schlug ich ihr das RFB vor
und riet ihr, sich in der tiefen Entspannung immer wieder klar zu
machen, daß sie von dem zwanghaften Wunsch nach einer
Schwangerschaft abrücken sollte – mit der formelhaften Vorsatz-
bildung „Schwangerschaft ist gleichgültig". Nach 15 Sitzungen
beendeten wir die Behandlung: Die Patientin ging ganz in ihrem
neuen Lebensplan auf, war gelöster und fröhlicher geworden. In
einem Gespräch vier Wochen später bestätigte sie, daß sie wei-
terhin regelmäßig RFB anwende und daß der Abschied vom Kin-

*derwunsch sie nicht mehr sehr schmerze. Drei Monate später
wurde bei ihr eine intakte Schwangerschaft (9 Wochen) festgestellt.*

5. Fazit und Ausblick

Das RFB kann uneingeschränkt zur Behandlung verschiedenster
psychischer und psychosomatischer Störungen bei Patienten ab
drei Jahren sowie als Akuttherapie bei Notfällen eingesetzt werden. Begleitende Gespräche sind in den meisten Fällen hilfreich
und notwendig, um die verdrängten, beim RFB bewußtwerden-
den Konflikte und Probleme zu verarbeiten. Bei den dargestellten
und ähnlich gelagerten Fällen konnte die Menge der notwendigen
Medikamente auf rund 20 Prozent der üblichen Menge gesenkt
werden.

Angesichts steigender Patientenzahlen bei streßbedingten
psychosomatischen Erkrankungen sowie beispielsweise bei Kindern mit Variationen des hyperkinetischen Syndroms ist das RFB
als sichere und schnell wirkende Therapie die Methode der Wahl:
eine Bereicherung für Arzt und Patienten.

KAPITEL 3a

Das RFB in Erfahrung und Einschätzung von damit arbeitenden Therapeuten

von

HELGA WÄTZIG

Die Arbeitsgemeinschaft für Entspannungstherapie und Respiratorisches Feedback machte im Jahr 1988 eine Erhebung bei Kollegen, die länger als 1 Jahr mit dem RFB gearbeitet hatten, Die Ergebnisse werden im Folgenden wiedergegeben.

Von 500 an unausgelesene niedergelassene Ärzte mit RFB-Erfahrung versandten Fragebögen wurden 344, d. h. 69 % beantwortet, ein überraschend hoher Prozentsatz.

Bei den **Fragen zur Indikation** des Respiratorischen Feedback besteht eine relativ homogene Antworttendenz. 86 % der befragten Ärzte anerkennen RFB als Psychotherapie. Im Vordergrund stehen Antworten mit „sehr gut/gut" bei: „vegetativer Stabilisierung", „Schlafstörungen", „psychosomatischer Grundversorgung", „Stress nach Konflikten in Beruf und Privatleben"; an zweiter Stelle wird eine größere Anzahl in psychotherapeutischen und allgemeinärztlichen Praxen anfallender Krankheitsbilder einschließlich „Schmerztherapie", „akutes psychovegetatives Syndrom", „Hyperventilation", „akuter Versagenszustand" usw. genannt.

Die **Compliance** wird als „sehr gut/gut" in 84 % eingeschätzt; die Zahl der Abbrüche liegt durchschnittlich nur bei 13 %.

Das **Verhältnis zum Autogenen Training** (AT) wird wie folgt charakterisiert: RFB ist schneller einsatzfähig (78 %). AT wird häufig durch RFB ersetzt. Es erleichtert den Einstieg in das AT (63 %). Ihm sind auch für das AT mangelhaft geeignete Patienten zugänglich (56 %). Hervorgehoben wird die Überbrückung von Wartezeiten (54 %) jeglicher Art. Als „sehr gut/gut" wird eingeschätzt, daß RFB bei bis dahin Psychotherapie-refraktären Patienten eingesetzt werden kann (75 %).

Größte Bedeutung für die Beurteilung des RFB durch Kranken-
kassen und die KBV muß der **Kosteneinsparung gemäß § 368p
RVO** beigemessen werden: 60 % der Ärzte vermerken, daß durch
Herabsetzung der Verordnung von Tranquilizern, Beruhigungs-
und Schlafmitteln Kosten eingespart werden. Noch ausgeprägter
ist der kostendämpfende Effekt des RFB aber dadurch, daß das
ärztliche Honorar für seine Anwendung auf 350 Punkte geschätzt
wird. Dieser Wert muß verglichen werden mit der Punktzahl von
500 für das AT nach dem neuen EBM. Das entspricht also einer
generellen Kostendämpfung von mehr als 33 %.

Das respiratorische Feedback (RFB) in der Praxis
(nach einer Umfrage bei 500 niedergelassenen Ärzten)

Allgemeine Klinische Daten des RFB	% Antw.
hat eine gute bis sehr gute Compliance	84
hat eine durchschnittliche Abbruchquote von	13
ist schneller einsatzfähig als Autogenes Training (AT)	78
kann psychotherapie-refraktäre Patienten aufschließen	75
ist eine Psychotherapie	68
erleichtert den Einstieg in das AT	63

Kostenersparnis
    im Vergleich zu Routinebehandlung
    gegenüber AT
	60
	33

Bevorzugte Indikation („gut" / „sehr gut")	
Vegetative Stabilisierung, z.B. bei akutem Streß	73
Psychosomatische Grundversorgung	66
Konflikte im Beruf und privat	64
Schlafstörungen und psychosomatische Erkrankungen	62
Migräne, Spannungskopfschmerzen	58
Psychovegetative Beschwerden, depressive Versagenszu- stände, organneurotische Störungen	50
Phobien, Angstzustände	45

KAPITEL 4

Ergänzungen zum RFB bei Kindern und Jugendlichen

von

CHRISTOPH SCHENK

Untersuchungen an Kindergruppen konnten nachweisen, daß bereits 8-12 Sitzungen Atemfeedback unter therapeutischer Anleitung und Führung und kurzer Nachbesprechung des Erlebens die Skalen für subjektive **positive Veränderungen der Selbsteinschätzung** erheblich zu steigern vermochten.

Der emotionale Zugang ist bei Kindern besonders positiv zu nutzen. Diese Möglichkeit der Selbstentspannung fördert einerseits die Ich-Stärkung in der kindlich-jugendlichen Entwicklung, andererseits kann sie auch in sonstige eventuell weiterführende psychotherapeutische Maßnahmen eingebunden werden. Bei Verhaltensstörungen, bei hyperkinetischem Syndrom, Enurese usw. sind Kinder prädestiniert für die Anwendung des Atemfeedbacks, da sie sich **auf spielerische Art und Weise nahe an psychosomatische Veränderungsmöglichkeiten heranführen lassen.** Ähnlich dem Autogenen Training müssen wesentliche Anforderungen erfüllt werden, um mit entspannungswirksamen Maßnahmen des Atemfeedbacks Erfolg bei Kindern haben zu können:

1. Das Kind muß Wissen darüber haben, was es überhaupt macht. Eine **Motivation und ein Wille** müssen also vorhanden sein, die Übung überhaupt „für sich" durchzuführen.

2. Ein angemessener Grad an **Selbstlenkung und Selbstbeherrschung** sollte vorhanden sein. Diese Fähigkeit ist bereits kurz vor dem Einschulalter erreicht. Fünfjährige zeigen durchweg die Bereitschaft, Entspannungsübungen durchzuführen, z.B. in Verbindung mit Traumbildern. Auch bei Kindern sollte bei der Durchführung des Atemfeedbacks klar darauf hingewiesen werden, daß eine Lernphase existiert, bei der die Außenreize auf ein Minimum reduziert werden sollten (Üben des Atemfeedbacks in einem ruhigen Praxisraum

usw.), um die Konzentration und das Absinken in einen traumähnlichen Zustand zu optimieren.

3. Gerade Kindern sollte mitgeteilt werden, daß sie nicht etwa schlafen, sondern daß es einer gewissen **Aufmerksamkeit** bedarf, sich auf das Ton- und Lichtsignal, das die Atmung wiederspiegelt, zu konzentrieren. Ähnlich wie beim Autogenen Training wird das Kind angewiesen, sich nur auf die angenehme Rückmeldeform der eigenen Atmung zu konzentrieren. Dabei ist von besonderer psychotherapeutischer Wichtigkeit, dem Kind ebenfalls mitzuteilen, daß es dabei nicht aktiv sein muß, sondern daß der Körper sich ganz von selbst auf ein harmonisches Gleichgewicht einstellt und daß eventuell während der Übung **Phantasiereisen bzw. Phantasiebilder** auftauchen können. Diese sollten dann vom begleitenden Therapeuten protokolliert und in weiteren psychotherapeutischen Gesprächen verwertet werden.

Anwendungsgebiete/Indikationen

1. Funktionelle Störungen bei Kindern, vornehmlich bei Störungen psychosomatischer Genese des Herz-Kreislauf-Systems, der Atmung, des Magen-Darm-Traktes, vor allem hyperkinetische Kinder unter Einbezug sonstiger psychotherapeutischer Maßnahmen.
2. Kindliche Kopfschmerzen und asthmatische Grunderkrankungen.
3. Kindliche Ein- und Durchschlafstörungen.
4. Verbesserung beginnender depressiver Verstimmungszustände, z. B. bei Schulängsten, sonstigen Angstzuständen und kindlichen phobischen Symptomen.

Literatur sowie CD ROM und AUDIO CDs beim Autor

KAPITEL 5

Psycho-Onkologie und Schmerzbehandlung mit dem Respiratorischen Feedback

von

ARNOLD BERGDORF

Einleitung Krebspatienten

Wenn der Patient einen Herzinfarkt oder eine andere Erkrankung hat, kann er damit besser umgehen, da diese Krankheit von der Gesellschaft akzeptiert wird.

Lautet die Diagnose jedoch Krebs, bedeutet dies im Volksmund meist den Tod.

Somit resigniert der Patient und sein Immunsystem wird geschwächt, was zu einer rascheren Verschlechterung führt. Das heißt, er hat immer größere Angst vor seiner Krankheit. Darum ist es wichtig, dem Patienten aufmerksam zuzuhören, wenn er von sich erzählt. Aus diesen Gesprächen hört man, daß der Patient die ganze Verantwortung an den Arzt oder Therapeut delegieren will. Deshalb ist es wichtig den Patienten zu motivieren, daß auch er **Verantwortung mitträgt** und somit einen Sinn im Leben bekommt und sich eine neue Identität schaffen kann.

Bestrahlung und Chemotherapie

Vielen Patienten wird es schon unwohl, wenn sie zur ambulanten Therapie gehen, wegen aller negativen Auswirkungen, das heißt Angst vor dem Erbrechen, sowie vor den allgemein bekannten Nebenwirkungen. Dasselbe wirkt sich auch aus beim stationären Patienten vor Beginn der Therapie. Wird der Patient positiv vorbereitet, indem er nicht nur seine Krankheit delegiert, dem Arzt oder dem Therapeuten, wird er lernen mitzuarbeiten und sicht, daß seine Mitarbeit ebenfalls wichtig ist für seinen Heilungsprozeß. So zeige ich dem Patienten auf, wie ruhiger und entspannter er wird und sich auch besser fühlen kann, wenn sein Streß abgebaut wird und somit die Nebenwirkungen immer mehr zurückgehen und er immer mehr zu Kräften kommt und diese besser einteilen kann.

Die erste Konsultation dauert durchschnittlich 1,5 bis 2 Stunden, wobei ich die Patienten zuerst einmal frei über ihre Sicht der Problematik sprechen lasse.

Nach dem Gespräch erkläre ich, was Biofeedback ist und wie die Therapie verlaufen wird.

Einige Patienten haben schon Erfahrungen mit AT und Yoga, der größere Teil aber kennt nichts derartiges. Nach den Erklärungen beginnt die Therapie. In der ersten Phase bekommt der Patient Musik zu hören, später gebe ich Suggestionen dazu und in der dritten Phase wird ein individuell zugeschnittenes AT angehängt, welches er dann zu Hause weiterüben kann. Danach lasse ich die Patienten jeweils noch etwas „nachruhen". Dann beende ich die Therapie.

Meine erste Frage nach dem RFB ist jeweils: „Wie lange glauben Sie, haben Sie geruht?"

Der größte Teil der Patienten tippt auf eine kürzere Zeit, einige wenige finden die Zeit genau heraus, andere empfinden es als sehr lang.

Ich weise die Patienten im Vorgespräch darauf hin, dass die erste Therapiesitzung vermutlich wenig bringen werde, weil der Patient zuerst einmal beobachtet, was mit ihm passiert. Dadurch kann er sich gar nicht völlig entspannen.

Wenn mich ein Patient fragt, ob er wohl überhaupt auf die Therapie ansprechen werde oder ob er es überhaupt könne, gebe ich keine direkte Antwort, sondern überlasse ihm die Entscheidung über die Frage, wie er sich nach seiner ersten Sitzung gefühlt habe. Wenn ich spüre, dass der Patient unentschlossen ist, empfehle ich, alles in Ruhe zu Hause zu überdenken und mich anzurufen, wenn er sich entschieden habe. Nach drei bis fünf Sitzungen spürt praktisch jeder Patient, ob er auf diese Therapie anspricht oder nicht.

Fallbeispiele

Die Patientin ist 39 Jahre alt,
verheiratet, hat eine Tochter. Die Eheleute haben ein Geschäft.
Die ärztliche Diagnose lautet:
Metastasierendes Mamma-Karzinom und Skelettmetastasen.
Als ich die Patientin anfangs Oktober das erste mal zu Hause
aufsuchte, war sie in einer sehr schlechten Verfassung, physisch
und psychisch. Die Patientin konnte weder feste Nahrung noch
Flüssigkeit halten. Nach kurzer Zeit musste sie jeweils erbrechen.
Die Patientin atmete schwer und war praktisch nur noch im Bett.
Sie erzählte mir, sie ertrage seit einigen Monaten keinen Kaffee
und jetzt auch keinen Tee mehr. Wenn sie am Morgen Tee bekom-
me, müsse sie diesen nach kurzer Zeit wieder hergeben. Sie mag
nicht essen und wenn sie ißt, dann nur pürierte Speisen.
Die Familie kümmert sich so gut es geht um die Patientin, hat
aber andererseits doch wenig Zeit für sie und sie empfindet sich
bereits selbst als Last.
Das war das Erste, was mir die Patientin erzählte. Sie freute
sich auf die Therapie, von der sie von ihrem Arzt (Dr. med. H.
Gattiker) gehört hatte und war voller Hoffnung.
Ich brachte ihr ein portables RFB und bat die Patientin, es ei-
nige Male, wenn auch nur kurz, anzuwenden. Ich gab ihr die nö-
tigen Anleitungen und besuchte die Patientin dreimal täglich.
Sie empfand die Entspannung als wohltuend und spürte all-
mählich, dass sie wieder ruhiger und gleichmäßiger atmen konn-
te. Auf diese Weise bekam die Patientin gleichzeitig Zuwendung
und fühlte sich auch nicht mehr vernachlässigt.
Langsam konnten wir so gemeinsam das AT erarbeiten und
kamen danach mit suggestiven positiven Eingaben rasch weiter.
Die Patientin konnte mich schon einen Monat später in meiner
Praxis konsultieren. Am Anfang brachte ihr Ehemann sie dreimal
wöchentlich zu mir. Die Patientin konnte die Nahrung wieder
halten, so dass sie bald den Wunsch äußerte, wieder einmal ein
Gipfeli mit Kaffee mit ihrer Familie zu genießen, ohne erbrechen
zu müssen.
Nach und nach ging es ihr allgemein besser, sie machte große
Fortschritte. Sie konnte ab Dezember wieder ein wenig im Ge-

*schäft mithelfen und selbständig zu mir in die Praxis kommen.
Ende Dezember konnte sie nach Klosters in die Ferien fahren.*

    *Niemand hatte geglaubt, dass die Patientin Weihnachten
noch erleben werde. Sie konnte den Silvesterabend mit Familie
und Freunden genießen. Sie konnte zudem im Februar in die
Sportferien fahren und sogar ein wenig Skilaufen. Im Frühjahr
ging sie nach Madeira in die Ferien.*

    *Zwei Jahre später hatte die Patientin eine starke Grippe, von
der sie sich nicht mehr erholte. Auch die Lunge hatte bereits Me-
tastasen und im August starb die Patientin.*

    *Ich führte die Therapie bis zu ihrem letzten Atemzug weiter
und konnte ihr so große Erleichterung verschaffen und ihr Leiden
in erheblichem Masse verringern.*

Patient, geboren 1943,
selbständiger Architekt mit 40 Angestellten; Blasentumor.
*Er hatte fünf Operationen. Der Patient wurde mir von Dr. med.
Hofmann, einem Onkologen, zugewiesen. Er hatte bis zu diesem
Zeitpunkt drei Chemotherapien hinter sich, die er sehr schlecht
ertragen hatte. Bei der zweiten und dritten Chemotherapie konnte er schon einige Nächte im voraus nicht mehr schlafen und keine Nahrung mehr zu sich nehmen. Alles, was er in den letzten Tagen vor der Chemotherapie gegessen hatte, musste er erbrechen.
Der Arzt führte das auf vegetative Störungen zurück.*

    *In der Klinik ging er umher wie ein Löwe in seinem Käfig. Er
konnte keine Minute ruhig sitzen. Wie er mir selber erzählte und
wie seine Frau, das Pflegepersonal und der Onkologe bestätig-
ten, war der Patient jedesmal, wenn die Chemotherapie eingelei-
tet wurde, ganz bleich und sehr unruhig. Er hatte auch die Chemotherapie selber nicht ertragen und hatte noch eine Woche
später Beschwerden, wie Übelkeit und allgemeines Unwohlsein
und schon bald kam die Angst und innere Unruhe vor der nächsten Therapie.*

    *Ich lernte ihn in der Klinik kennen, anläßlich der dritten Che-
motherapie, nach welcher es ihm sehr schlecht ging. Das war ein
Tag vor seiner Entlassung aus dem Spital. Der Patient kam in der
Folge etwa drei Wochen vor der nächsten Chemo zu mir in die
Praxis, wo wir zuerst in einem langen Gespräch seine Ängste zu
ergründen suchten.*

Ich spürte sehr schnell, dass er eigentlich überhaupt nicht auf das Karzinom angesprochen werden möchte. Er konnte also nicht zu seiner Krankheit stehen, was die Arbeit mit ihm sehr erschwerte. So haben wir über sein Geschäft und seine Zukunft gesprochen, was für ihn sehr wichtig war.

In dieser Zeit machten wir nach jedem Gespräch eine Entspannungstherapie.

Die nächste Chemotherapie, die erste dieser intensiveren Art, endete für den Patienten als ein positives Erlebnis. Es fiel auch den Schwestern auf, als er in die Klinik kam, dass er in seinem Zimmer sehr ruhig war und sich beschäftigen konnte, dass er weniger Angst hatte: Er war zuversichtlich.

So kam ich eine Stunde vor der Einleitung der Chemotherapie nochmals zu ihm und machte eine Entspannungsübung mit RFB mit ihm. Der Patient war sehr ruhig. Wir haben die Therapie während der Einleitung der Chemotherapie weitergeführt, bis zu deren Ende.

Der Patient erklärte, er habe gar nichts von der Chemotherapie gespürt und er fühle sich sehr gut. Erst am anderen Morgen, als er frühstückte, musste er zum ersten Mal wieder erbrechen. Er verließ die Klinik zwei Tage später und fühlte sich wohl – auch zu Hause. Er kam dann aber weiter zu mir in die Therapie, bis dreimal wöchentlich.

Der Patient fühlte sich in der Folge auch bei jeder weiteren Chemotherapie sehr wohl, ebenso schon an den früher gefürchteten Vorabenden. Er konnte essen und es ging ihm gut.

Der Patient ist ein Jahr später gestorben. Auch er verbrachte seine letzten Monate in innerer Ruhe und frei von Ängsten.

Auf der onkologischen Abteilung der Belegklinik, in welcher ich tätig war, brach eine Euphorie aus: Das Personal hatte plötzlich das Gefühl, man könne bei jedem Patienten, der vor der Chemotherapie unruhig ist, kurz ein RFB anwenden.

Die Patienten jedoch waren damit überfordert. Sie fühlten sich von den Ärzten abgeschoben und verstanden nicht, was ihnen irgend eine Entspannung bringen soll.

Daher muß sich der Patient aus **eigener Initiative für eine solche Therapie entscheiden**, mit ihr befassen. Der Patient muß mich vor der Chemotherapie in der Praxis konsultieren, so daß ich ihm die Therapie erklären und auf ihn persönlich eingehen kann.

RFB in Vorbereitung auf Operation und Prämedikation

Bericht einer ärztlichen Patientin
anläßlich einer Hüftoperation, im Auszug.
Mir war von früheren Operationen insbesondere die Narkose-Einleitung mit der üblichen Vorbereitungsspritze in besonders schlechter Erinnerung, wie ein Bleihammer. Ich ging mehrere Wochen vor der Operation jeweils abends nach meiner eigenen Sprechstunde zu meinem Therapeuten, Herrn Bergdorf, in die Therapie mit RFB, als Operationsvorbereitung. Es wurden die Möglichkeiten besprochen, mit Hilfe der gelernten Tiefenentspannung in angstfrei gelöster Stimmung in den Operationssaal geführt zu werden, bewußt bis zur Narkose-Einleitung.

Irgendwelche Angstgefühle kamen bis zur Operation (einschließlich des Vorabends) nicht auf, im Gegensatz zu früheren Operationen. Der Narkosearzt war einverstanden, die Prämedikationsspritze in Reserve zu behalten. Er war selbst gespannt zu sehen, ob es möglich sei, ohne Medikamente entspannt und ruhig zu sein bis zur Narkose-Einleitung. Anstelle der Schlaftablette kam später nochmals eine Entspannungsübung mit FRB durch Herrn Bergdorf, die mich ruhig schlafen ließ.

Am Operations-Morgen glitt ich nach Entspannung mit RFB mühelos in einen völlig entspannten, gelösten Zustand, ohne auch nur die kleinste Stress-Reaktion, ohne das geringste Angstgefühl, auch als ich kurz vor 7 Uhr in den Operationssaal gefahren und vom Anästhesisten und Operationsteam in Empfang genommen wurde.

Beim Erwachen auf der Intensivstation erkannte ich meinen Therapeuten neben meinem Bett sitzend. Er hatte mein Erwachen beobachtet und war jetzt eben daran, nochmals eine Entspannung mit RFB einzuleiten, so daß ich an diesem Tag nur eine einzige schmerzstillende Spritze brauchte. Nachher waren zum größten Erstaunen der Krankenschwestern (und auch meines eigenen – ich bin sonst recht schmerzempfindlich) praktisch keine Schmerzmittel mehr nötig. Der Anästhesist meinte bei seinem Be-

such am nächsten Tag, er hätte es nicht für möglich gehalten, daß man ohne Prämedikation so ruhig und entspannt im Operationssaal ankomme, wie er mich gesehen habe. Diese Methode der Operationsvorbereitung überzeuge ihn.

Die postoperative Phase und Mobilisierung verlief, wie mir Chirurg und Krankenschwestern immer wieder versicherten und wie es sich mit meinem Gefühl deckte, schneller und besser als sonst üblich.

Dank der morgendlichen und abendlichen Besuche meines Therapeuten, jedes Mal verbunden mit einer Entspannung und RFB, gelang es mir immer wieder, aufkommende Verspannungen, Unruhe und beginnende Schmerzen zu lösen und wieder den Zustand der völligen Entspannung, Ruhe und Schmerzfreiheit zu erreichen.

Mein Gefühl beim verlassen des Spitals nach zwei Wochen ist jetzt, sieben Monate später, noch absolut unverändert vorhanden: Diese Art der Operationsvorbereitung und -begleitung hat mich voll überzeugt, ich würde sie mir für jeden weiteren Eingriff sofort wieder wünschen.

RFB und Angstproblematik

Bericht einer Patientin
Alles hat in meinem 17ten Lebensjahr begonnen und viele Jahre kein Ende genommen. Irgendwann, plötzlich aus heiterem Himmel, drehte ich völlig durch. Ich hatte solche Angst und glaubte, ich müßte sterben. Als ich anfing zu hyperventilieren, geriet alles außer Kontrolle. Der Notfallwagen holte mich ab und brachte mich ins Krankenhaus. Dort untersuchte man mich bis aufs letzte, gefunden hat man aber nichts. Die Ärzte sagten mir, daß ich nervlich etwas angeschlagen sei und verwiesen mich an eine Psychologin weiter. Einmal in der Woche ging ich in die Gesprächstherapie. Weil es mir nicht besser ging und ich auch noch Depressionen bekam, wurden mir Antidepressiva, Beruhigungsmittel und Schlafmittel verschrieben. Die nahm ich nur mit großem Widerwillen, denn wenn ich den Beipackzettel mit den vielen Nebenwirkungen las, dachte ich immer, daß mich all diese Symptome überfallen könnten. Ich litt dauernd unter irgend welchen Be-

schwerden. Entweder unter Schwindelanfällen oder unter einge-
bildeten Herzbeschwerden. Mein Selbstbewußtsein war sehr an-
geschlagen. Ich konnte mich nicht so akzeptieren wie ich war.
Fehler suchte ich immer nur bei mir. Oft fragte ich mich, was mit
mir nicht stimmte.

Nach etwa vier Jahren hatte ich das Gefühl, immer noch an
derselben Stelle zu stehen. Angstzustände und Panikattaken
überfielen mich in den unmöglichsten Situationen. Ein „norma-
les" Leben war gar nicht möglich. Ich zog mich total zurück. Ich
wechselte zu einem Psychiater und dachte, dieser würde mich
verstehen. Dem war aber nicht so. Wieder bekam ich Tabletten in
den verschiedensten Kombinationen. Wieder fühlte ich mich
nicht verstanden und wechselte zu einer anderen Psychologin.
Diese war wirklich sehr nett, und ich konnte mit ihr über alles
sprechen. Kleine Probleme bekam ich in den Griff, die Angstzu-
stände blieben. Oft hatte ich das Gefühl durchzudrehen und ich
konnte einfach nicht herausfinden was das alles auslöste.
Manchmal hätte ich am liebsten allem ein Ende gemacht. Ich
dachte mir die verschiedensten Varianten aus, wie ich dies be-
werkstelligen könnte. Dann war es wieder an der Zeit, Antide-
pressiva und Beruhigungsmittel zu nehmen. Nach zehn Jahren
Therapie, merkte ich, daß ich mich immer im Kreis drehte. Alles
wiederholte sich. Ich konnte einfach kein angstfreies und glück-
liches Leben führen. Ich fiel in eine unendliche Weinphase. Ich
machte mich auf die Suche nach einer anderen Therapieform. Im
Telefonbuch wurde ich fündig und stieß auf den Namen Bergdorf.
Er bot mehrere Therapieformen an. Als ich dort anrief weinte ich
nur. Ich konnte diese endlose Traurigkeit einfach nicht abstellen.
Wir vereinbarten einen Termin und ich konnte es kaum erwarten.
Seit mehr als zwei Jahren bin ich jetzt bei ihm in Behandlung. An-
fangs ging ich zwei bis drei mal pro Woche dorthin. Alles mögli-
che machte ich mit, Biofeedback und Hypnose. Nach etwa drei
Monaten bauten wir langsam ab. Jetzt bin ich fast drei Jahre bei
Herrn Bergdorf in Behandlung. In dieser Zeit habe ich all meinen
inneren Abfall entsorgt und keine einzige Tablette gebraucht.
Jetzt gehe ich noch alle drei Wochen einmal in die Entspannung,
einfach, weil ich mich dort wohl fühle und in aller Ruhe loslassen
und neu auftanken kann. Ich kann nur sagen, daß ich heute ein
ganz normales Leben mit Hochs und natürlich auch Tiefs führen
kann. Es ist schön, dieses Gefühl, sich spüren und klar denken zu

können. Heute komme ich mit meiner Angst ganz gut zurecht und kann Sie auch akzeptieren, wenn sie mich besuchen kommt.

Herr Bergdorf, ich danke Ihnen von ganzem Herzen. Es hat mir gut getan, nicht nur „ verhätschelt", sondern auch einmal zusammengestaucht zu werden. Dank Ihnen, kann ich heute das Leben in vollen Zügen genießen.

Der Patient ist jetzt 48 Jahre alt, *verheiratet und hat zwei Kinder. Er lebt in einer Siedlung der Stadt, in einem Einfamilienhaus. Er ist Gärtner von Beruf.*

Vor 28 Jahren, als er in den Militärdienst mußte, hörte er von der Krankheit Syphilis, darauf bekam er Angst, die Krankheit auch zu haben. Und so getraute er sich nicht mehr unter die Kameraden zu gehen und isolierte sich so immer mehr. Nach dem Militärdienst sonderte er sich völlig ab und wurde zu einem Einzelgänger – auch im Privatleben. Als er seine heutige Frau kennenlernte, war er nicht fähig, intimen Kontakt zu haben.

Er suchte bald mit Angst einen Arzt auf, der eine Abklärung machte und „ keinen Befund" fand, was ihn nicht gerade beruhigte.

Nach dem Beischlaf bekam er wieder große Ängste. Mit seiner Partnerin konnte er nicht über seine Problematik sprechen. So fiel der Patient noch tiefer in seine Isolation. Gleichzeitig fühlte er sich als Versager. In der Zwischenzeit besuchte er noch einige Ärzte, die Ihm immer stärkere Medikamente verabreichten. Z.B. Largactil 25 mg dreimal täglich und Haldol, Nozinan 25 mg viermal, später 100 mg dreimal eine. Lexotanil 6 mg dreimal zwei täglich, während einer Zeit von 28 Jahren.

Seine Zwänge wurden immer stärker, so daß er Probleme am Arbeitsplatz bekam und sich in den Alkohol flüchtete.

Somit wurde er nicht mehr tragfähig, kam mit dem Gesetz in Konflikt und verlor darauf seinen Arbeitsplatz.

Nach einiger Zeit konsultierte er einen neuen Arzt, bei welchem sich der Patient wohl fühlte.

Bald darauf bot ihm der Arzt das AT an. Der Proband war damit einverstanden. Er konnte das AT jedoch weder alleine, noch in der Gruppe durchführen, sondern nur mit seinem Arzt. Nach achtmonatiger Therapie, die nicht viel veränderte, wurde mir der Patient von dem behandelnden Arzt überwiesen.

Von nun an begleitete ich ihn und wir sprachen über seine Zwänge, die Angstneurose, wobei sein Arzt ihn weiterhin medizinisch betreute.

Er kam fünfmal wöchentlich für jeweils ein bis zwei Stunden in die RFB-Therapie. Ich führte Gespräche, gab ihm Suggestionen und bezog auch seine Familie in die Therapie ein.

Ich erachtete es als das wichtigste, daß er so schnell wie möglich wieder in die Gesellschaft integriert wird. Nach drei Monaten konnten wir die Therapie auf dreimal wöchentlich begrenzen, nach einem halben Jahr bis auf zweimal in der Woche und nach einem Jahr, bis auf einmal wöchentlich. In dem letzten halben Jahr der Therapie besuchte er mich nur noch alle 21 Tage einmal in dieser Zeit der Therapie.

Nach sechs Monaten konnte er bereits wieder arbeiten, seinen Beruf als Friedhofsgärtner ausüben, in welchem er jetzt schon seit fünf Jahren tätig ist. Ich habe noch zweimal ihm Jahr Kontakt mit dem Patienten. Nun kann er wieder mit seiner Frau in die Ferien, ausgehen und fühlt sich nicht mehr isoliert, braucht auch keinen Alkohol oder Medikamente mehr.

Er macht heute noch seine täglichen Entspannungsübungen.

Wenn wir diese Beispiele lesen, könnte man glauben daß mit dem respiratorischen Feedback alle Schmerzen sowie alle Probleme der Welt sich einfach auflösen.

Das wäre eine falsche und irreführende Meinung. Während der Therapie geht es dem Patienten fallweise anfangs schlechter, weil er sich mit seiner Problematik auseinandersetzen muß.

Der Patient sieht sich im durch das RFB induzierten Entspannungszustand – oder aber auch später zu Hause – oft mit tiefgründigen Problemen konfrontiert, die ihn beunruhigen und beängstigen, was zur Folge haben kann, daß der Patient, gerade um diese unangenehmen Gefühle zu umgehen, bzw. nicht verarbeiten zu müssen, die Therapie abbricht.

Ergänzende Bemerkung zum Manuskript von
Herrn Bergdorf von *H. Leuner*

Die tiefgreifende Wirkung des RFB spricht Schwerkranke und **finale Krebspatienten** in vielen Fällen bereits nach wenigen Sitzungen an. Die unmittelbare Reaktion von Schmerzen und bestimmten Symptomen, wie depressive Verstimmung, zeigt – ohne in Details gehen zu wollen – den schnellen und tiefgreifenden Einfluß der Tiefenentspannung. Da entsprechende Versuche bei Schwerkranken erst vereinzelt vorliegen, ergibt sich eine klinisch überraschende weitere Behandlungsdimension mit RFB über die bloße Entspannung hinaus. Dabei steht eine allgemeine Aktivierung und Vitalisierung der schwer erkrankten Krebspatienten zunächst im Vordergrund mit Besserung des Allgemeinbefindens. Dieser Zustand hält über die Periode der sonst als aktuelle Entspannungsbehandlung begriffenen Wirkung des RFB hinaus an, und zwar über Wochen oder gar Monate, und kann offensichtlich durch weitere RFB-Übungen erhalten bleiben. Das Karzinomgeschehen als die genuine Krankheit tritt dabei phänomenologisch, also auch im klinischen Bild, oft in den Hintergrund. Das erreichte Wohlbefinden stellt für den Kranken, subjektiv im Vergleich mit den quälenden Perioden beim durchschnittlichen Krebspatienten, eine außerordentliche Entlastung und Befreiung von den gravierenden Beschwerden dar. Unklar bleibt bislang jedoch, inwieweit die Neoplasmen durch diese Behandlung selbst beeinflußt werden und auf welchem Weg die ausgeprägten Palliativwirkungen, die nicht einfach als „vegetativ" erklärt werden können, erfolgen. Es bedarf grundlegender Untersuchungen und einer systematisierten Erforschung der hier offensichtlich eingeleiteten Prozesse. Angestrebt ist auch die Bildung klärender Hypothesen, die einen systematischen Forschungsansatz generieren können.

KAPITEL 6

Allgemeinmedizin und Psychosomatik

von

H. HORINEK

Das Respiratorische Feedback in der Allgemeinpraxis

Bei dem hohen Zeit- und Erfolgsdruck, der in der Allgemeinmedizin herrscht, bedeutet es eine große Hilfe, über eine Entspannungsmethode zu verfügen, die nun Arzt und Patient keinen neuen Lernaufwand zumutet und trotzdem baldigen Erfolg zeitigt. Die Methode nach *Leuner* führt unmittelbar und quasi spielerisch dorthin, wo sich das Autogene Training nach *Schultz* ein fernes, spätes Ziel sucht: die Atmung. Der Patient vermag zu seiner individuellen Form der Entspannung zu finden. Er mobilisiert seine Selbstheilungskräfte. Ein schöner Ansatz für die Allgemeinmedizin, die darunter leidet, daß dieses Feld von esoterischen „Heilern" bearbeitet wird.

Wohltuend in unserer Praxis haben wir erlebt, daß der Einsatz des Respiratorischen Feedback **ohne größeren Gesprächsaufwand** vonstatten gehen kann.

In der Allgemeinpraxis wird viel geredet. Das macht ja eine Schönheit unseres Faches aus. Doch kann auch umgekehrt zuviel auf den Patienten eingeredet werden. Mit dem Respiratorischen Feedback können wir genießen, daß wortlos das Unbewußte im Arzt mit dem Unbewußten des Patienten Kontakt aufnimmt. Neben der Möglichkeit der nonverbalen Einwirkung gibt es uns noch weitere gegensätzliche Optionen an die Hand: Wir können die Methode im Non-Kontakt-Verfahren verabreichen. Solchermaßen holt der Patient sich seine Entspannung, ohne daß der Arzt anwesend sein muß; sie kann also ad hoc mitten in der Sprechstunde angewandt werden. Andererseits können wir uns therapeutisch einbringen, indem wir den Patienten begleiten und seine Autosuggestionen fördern - eine günstige Vorgehensweise, wenn der Patient sich vom Apparat wieder lösen und zu Hause weiterüben soll.

**Indikationen für das Respiratorische Feedback
und Kasuistik**

In tabellarischer Form nun die Themenkomplexe psychosomatischer Störungen, bei denen das Respiratorische Feedback erfolgversprechend eingesetzt werden kann. Überschneidungen sind die Regel.

Somatische Spannungszustände
Z.B. Muskelverspannungen (par excellance im Lendenwirbelsäulenbereich), Motilitätsstörungen im Gastrointestinal-Trakt.

Schmerz
Chronische Schmerzzustände jeder Art, Schmerz und Anspannung bilden einen Circulus vitiosus, Ansatzpunkt der Therapie sowohl bei Schmerzwahrnehmung als auch Schmerzverarbeitung.

Psychomentale Spannungszustände
„Kräfte auftanken", Entspannung = Erholung, Erholung erhöht die Spannkraft, die Leistungsbreite, Streßtoleranz. Indikation also auch beim Gesunden! Psychovegetative Überforderung/Erschöpfung (Burnt-out-Syndrom), Angstzustände, Insomnie.

Emotionale Distanzierung
Thema abschalten, vergessen, sich loslösen können, wohltuend – selbst wenn es nur kurzzeitig gelingt. Z. B. reaktive Depression (besonders Trauerreaktionen). Sucht. Innere und äußere Konfliktsituationen. Distanzierung bei widersinniger Verdrängungsarbeit.

Harmonisierung der Gesamtpersönlichkeit
Von Minderwertigkeitskomplexen, innerem Rückzug, Versagensängsten, Daseinsverdrossenheit zu neuer Selbstachtung, neuem Selbstvertrauen, Lebensbejahung. Das moderne Thema Wellness!

Ein äußerst konstanter und wichtiger Befund: die Autoaggression. Psychosomatische Patienten mögen sich selbst nicht. Sie haben für alles andere und jeden anderen Zeit – nur für sich selbst nicht. Dauernd liegen sie mit ihrem Bewußtsein, dem Großhirn, als eine Art Oberlehrer im Clinch. Dieses hat dauernd etwas an ihnen auszusetzen, nörgelt an ihnen herum, treibt sie in überzogene Lebenspläne. Sie empfinden sich als nicht klug genug, nicht stark genug, nicht gut genug. Solchermaßen gekränkt, spielt ihnen das Unbewußte Streiche. Zur mangelnden Selbstachtung gesellen sich unerklärliche Ängste vor dem eigenen Körper und dem Ich.

Beispiel 1

Eine 45-jährige Hausfrau fühlt sich durch ihre Krampfadern unverhältnismäßig stark beeinträchtigt und signalisiert damit eine inadäquate Krankheitsverarbeitung. Ihre Kreuz- und Rückenschmerzen passen in den Rahmen. Weiter auffällig jedoch eine Schlaflosigkeit. Bei den folgenden Konsultationen gewinnt sie weiter Vertrauen und kann über Praemenopausen-Beschwerden sprechen. Allerdings gerät sie bei den nächsten Malen in ein Hyperventilations-Syndrom. Nach Abfangen der akuten Symptomatik wird ihr das Respiratorische Feedback angeboten. Es dauert wenige Sitzungen und sie kann sich öffnen. Sie empfindet Wut über einen Ehemann, der Arbeitslosigkeit provoziert hatte, um untätig zu Hause rumsitzen und kommandieren zu können und über eine Tochter, die ins Sektenmilieu hineingeraten ist. Dies alles reichte, um ihren ganzen Alltag depressiv einzufärben. Schon die Möglichkeit, darüber reden zu können, brachte ihr prompte Entlastung. Ihr Trotz erwacht. Sie genießt, ihrem Mann Paroli zu bieten. Sie kann es aushalten, daß ihre Tochter auf der Suche nach ihrer Identität auf die Nase fällt und sich allein wieder aufrappeln muß.

Dieses Beispiel zeigt sehr schön die Elemente der psychosomatischen Gesundheitsstörung, nämlich die multiplen Beschwerden, welche eben auf einen psychischen Nenner zu bringen sind. Man sieht, wie der Patient sozusagen zwischen zwei Bildmosaiken, die sein Leben mit den gleichen Details – aber in unterschiedlichen Farben – beschreiben, hin- und herkippt, eines lebensbejahend, das andere depressiv. Dieses Umschalten geht oft sehr rasch, die Anlässe hierzu können gering sein, und bewirkt wird es durch das Unbewußte. Wir sehen darüber hinaus, daß für uns als Allgemeinmediziner die präzise diagnostische Terminologie nicht im Vordergrund steht. Hätten wir doch ohne weiteres zwischen den Begriffen Involutionsdepression, reaktive Depression, Sexualkonflikt, Ehe- und Familienkrise, multiple funktionelle Störungen wählen können. Das Beispiel belegt auch, wie

diese positive Umschaltung in der Lebensauffassung durch die
Pflege des Unbewußten, in unserem Falle durch das Respiratorische Feedback gefördert werden kann.

Sucht

Die echte Sucht hat eine üble Prognose. Erfolgserlebnisse auf
diesem Gebiet wiegen für den Arzt um so beflügelnder. Wir Allgemeinmediziner kommen nicht umhin, uns um diese Patienten
zu kümmern, weil sie meist in Zusammenhang mit somatischen
Beschwerden zu uns kommen. Außerdem öffnet sich ein therapeutisches Fenster in Episoden wo sie zugänglich sind nur sehr
kurz, so daß ein Facharzt fallweise weniger Chancen hat.

Das Respiratorische Feedback läßt sich sowohl für die Kern-
symptome der Sucht einspannen, als auch für die sekundären Fol-
geprobleme, nämlich vegetative Zerrüttung, Schlafstörung etc.

Beispiel 2
*Ein 36-jähriger Alkoholiker, Fabrikarbeiter, verheiratet, zwei
Kinder, kommt außer sich vor Verzweiflung in die Sprechstunde
und erklärt, daß er so nicht weitermachen könne und sich um-
bringe, wenn er nicht vom Alkohol loskäme. Er hat zwei Entzie-
hungskuren hinter sich. Sein Arbeitgeber will ihm kündigen, die
Ehefrau ihn mit den Kindern verlassen. Ohne zwei Halbe Bier in-
tus gelingt es ihm nicht, in die Arbeit zu fahren, das Steuer seines
PKW kann er sonst nicht ruhig genug festhalten. Seine Jackenta-
schen stecken voller „Flachmänner" (eine Entwicklung für Alkoholiker, die der Umwelt dezent verbirgt, daß sie Schnapsflaschen
bei sich tragen). An einem Vormittag muß er mindestens zweimal
die Firmen-Toilette aufsuchen, einzig zu dem Zweck, seinen Alko-
hol-Spiegel ausreichend hoch zu halten. Essen bringt er nicht
mehr ausreichend hinunter, weil das Würgen im Hals und der
Druck im Magen dies verhindern. So erscheint der Patient kach-
ektisch, greisenhaft vorgealtert. Eine Nacht mit fünf Stunden
Schlaf ist eine Seltenheit, schon deshalb, weil das nächtliche
Trinken den dumpfen ziellosen Grübelzwang nicht mehr be-
zwingt. Er hat nun den Willen, ein erstes therapeutisches Bündnis*

*einzugehen und hält es durch. Initial tägliche Sitzungen über eine
Stunde, eher zwei Stunden, Therapie-Dauer 14 Monate.*

*Als erstes wird offensichtlich, daß die fehlende Selbstachtung
ihn am meisten quält. Indem er überzeugt werden kann, daß ihm
Achtung in der Therapie, unabhängig von deren Erfolg, zuteil
werden wird, schon der kleinste Fortschritt wertvoll ist, und nachdem erste überzogene Kränkungen überwunden werden, finden
wir eine stabile Basis. Erstmals kann er Gedankengänge zulassen, welche „objektiven" Eindrücke er auf seine Umwelt hinter-
lasse. Nachdem sich die Eskalation am Arbeitsplatz etwas entspannt hat, er sich nicht mehr so verfolgt und gekränkt gebärdet,
will ihm sein Chef nochmals eine Chance geben. Zum Beispiel
war für ihn ganz schlimm, daß er mehreren Mitarbeitern frontal
gegenübersaß. Für ihn hatte diese Situation Erinnerungswert an
die Schule. Dort hatte eine ähnliche Sitzposition Straf-Charakter.*

*Danach wird offenkundig, welchen Störfaktor seine Eltern für
ihn und seine Familie darstellen. Sie wohnen ein paar Häuser
weiter und tauchen mehrmals täglich bei ihm auf, um zu sehen, ob
sein Haushalt auch ordentlich geführt wird. Das Essen bringen
sie gleich mit, weil man nicht weiß, ob seine junge Frau – nach
jetzt bald zehn Jahren Ehe! – kochen kann. Alles haben sie für die
junge Familie getan, diese mit viel, viel Geld unterstützt. Jetzt erwarten sie Dankbarkeit. Sein Vater – ein hoffnungsloser Alkoholiker von primitivem, brutalem Charakter – sorgt auch dafür, daß
ihm das Bier nicht ausgeht. So ist man nicht der einzige Alkoholiker in der Familie. Die junge Frau fühlt sich doppelt im Stich gelassen, einmal durch die Alkoholsucht unseres Patienten, zum
zweiten, weil sie gegen die Schwiegereltern alleine steht. Dabei
hat sie ihre eigene Verwundbarkeit: Sie wurde von ihrem Vater
verstoßen. Ganz schlimm war sie den Schwiegereltern ausgelie-
fert, als unser Patient auf Entziehungskur war. Ausgerechnet als
er dann nach Hause kommt, trocken, voller Hoffnungen, befindet
sich seine Ehe auf dem Tiefpunkt. In einer Szene – konfrontiert mit
beiden Seiten – Ehefrau und Eltern – „rastet er aus", wird rückfällig.*

*Wir haben ein eindringliches Beispiel wie – primär oder se-
kundär – eine ganze Familie krankt. Weiter zeigt sich deutlich das
bekannte Phänomen, daß die Suchtentstehung nicht monokausal
zu erklären ist. Neben dem Motiv, im Alkohol dem ambivalent be-
wunderten Vater nachzueifern, kann er die Mutter – eine hysteri-*

*sche Persönlichkeit, die ihm als Kind schon lästig fällt – damit är-
gern, daß er in der Pubertät provozierend trinkt.*

   *Später, als er nach der Grundschule in ein geschlossenes In-
ternat abgeschoben wird, gewinnt der Alkohol für ihn wieder eine
neue Dimension. Mit seinen Schulfreunden seilt er sich aus Fenstern ab und schleicht davon – in ein Wirtshaus. So verband sich
das Erlebnis des Alkohols mit dem der Freiheit, Abenteuer und
Freundschaft. Von diesem Zeitpunkt an suchte er immer menschliche Nähe und Anerkennung im Dunstkreis des Alkohols. Der
Schulterschluß am Tresen mit den anderen Versagern, schon allein die fast rituelle Begrüßung durch sie, fing an, sein ganzer
Stolz zu werden. In all dem bestand das persönliche Motivbündel
unseres Patienten zum Alkohol als seinem universellen ein und alles. Er wollte dies unbedingt erfahren, wissen, was ihn zum Trinken treibt. Verkraften hätte er es nicht gekonnt. Nach über einer
Stunde Aufdeckungsarbeit waren oftmals bei ihm die Drähte so
heiß gelaufen, daß er keinen Abstand mehr finden konnte.*

   *Hier kam das Respiratorische Feedback zu Hilfe. Diese Maß-
nahme ermöglichte ihm einen wohltuenden harmonischen Aus-
klang nach teilweise sehr stürmischen Sitzungen. Dergestalt
konnte er endgültig Distanz zu seinen Eltern gewinnen, auch zu
seiner Ehefrau, welche notgedrungen bisher die Familie alleine
managte und ihn deshalb zu bevormunden angefangen hatte, zu
seinen Arbeitskollegen und schließlich auch zu sich selbst. Das
ganze fiel wie ein böser Spuk von ihm ab, er wurde schließlich auf
eine ganz undramatische Weise trocken und blieb es seitdem
schon sieben Jahre lang.*

   Abstinent zu sein bedeutet jedoch nicht, geheilt zu sein. Daraus ergibt sich die Indikation zur längerfristigen Begleitung.

   Alkoholische Denkweisen haben sich tief im Unbewußten ver-
ankert, so daß ein Patient, bereits ein Jahr abstinent, sich ertappt,
wie er im Gasthaus „Eine Halbe Limo" bestellt. Die Abstinenz
muß häufig als Defektheilung gelten. An der zugrunde liegenden
Empfänglichkeit für die Sucht hat sich bei dem Patienten nichts
geändert. Im Gegenteil: Wir haben ihm das Liebste weggenom-
men. In seiner Haltlosigkeit wird er sich anstelle des Alkohols an
andere Sucht-Objekte leicht verlieren. Es werden Nikotin- oder
Kaffee-Exzesse auftreten. Eine Art Suchtwechsel. Mehr noch – es

befällt ihn eine riesige innere Leere. Er steht vor den Ruinen seines Lebens, welches an ihm zum großen Teil vorbeigegangen ist. Er steht vor dem Kahlschlag in seiner Seele: Suchtbedingt wurde die Reifung seiner Persönlichkeit gestoppt, zum Teil wurden Bereiche seiner Persönlichkeit wieder abgebaut, zerstört oder deformiert und pervertiert. Bewußt oder unbewußt begreift er diese Defizite. Die innere Leere erzeugt Unbehaglichkeit, Unruhe, Angst, Getriebenheit. Vegetative Störungen wie Herzklopfen, Schwitzen, Schlaflosigkeit, stellen sich ein. Immer steht im Hintergrund für den Patienten: Ich könnte wieder rückfällig werden. Bestimmte Orte, Situationen und Personen müssen dauerhaft gemieden werden. Das Verhältnis zur Umwelt, zu Familie, Arbeitskollegen, Bekanntenkreis, muß neu definiert und gestaltet werden.

Tabelle 6.1: Ergebnisse mit dem RFB 1989-1996

Diagnose und Entwicklung	Anzahl	sehr gut	gut	gering	keine	Verschlecht.
Insomnie	13	7	2	2	2	–
Migräne	6	–	3	2	1	–
funkt. Kopfschmerz	10	2	4	1	3	–
LWS-Syndrome	5	–	1	1	3	–
HWS-Syndrome	9	3	3	1	2	–
funkt. Bauch-Syndrome	3	–	2	–	1	–
funkt. Thorax-Syndrome	8	4	2	2	–	–
funkt. Atmungs-Syndrome	7	5	1	–	1	–
multiple funkt. Syndrome	9	3	4	1	1	–
psychische Dekompens.	12	7	2	2	–	1
Alkohol-Sucht	4	1	–	–	3	–
Gesamt	86	32	24	12	17	1

Die Erfolgsquote muß man gegen den Hintergrund sehen, daß in der Mehrzahl der Fälle die therapeutischen Möglichkeiten ausgeschöpft worden waren. Außerdem besticht die äußerst geringe Nebenwirkungsquote.

Grenzen der Methode

Generell kann man in Situationen, wo ein überwältigendes alles beherrschendes Thema mit bedeutendem sekundärem Krankheitsgewinn, z. B. ein **Berentungswunsch**, im Vordergrund steht, keinen Erfolg erwarten. Geltungssüchtige, sich interessant machende Patienten **ohne echten Leidensdruck**, die in Allgemeinpraxen doch gelegentlich vorkommen, stellen ebenfalls keine Indikation. Diffizil handzuhaben mit der Gefahr der Verschlechterung erweisen sich Fälle, wo abstruse körperliche Wahrnehmungs- und Reaktionsweisen vorherrschen, dies oft in rasch wechselnden Körperregionen, oft in Bereitschaft zur Panik. Dieser Punkt gilt besonders für **psychotische Patienten**.

KAPITEL 7

RFB als Gruppentherapie

von

H. HÖRNLEIN-RUMMEL

Stationär versus ambulant

Das Respiratorische Feedback nach Prof. *Leuner* unterscheidet sich in der Anwendung als Gruppentherapie erheblich, je nachdem, ob es im stationären oder ambulanten Bereich angeboten bzw. durchgeführt wird.

Zwar ist die eigentliche „Verabreichung" der Therapie in beiden Fällen gleich. Die Methoden unterscheiden sich weder von der Therapiedauer noch von den verwendeten Geräten. Jedoch in der Patientenauswahl, der Therapieakzeptanz, der Erfolgserwartung und dem sogenannten „Handling" bestehen enorme Unterschiede, die die Therapieergebnisse nachhaltig beeinflussen können.

Worin bestehen diese Unterschiede?

Stationäre Gruppentherapie

In stationären Einrichtungen, die mit dem Respiratorischen Feedback arbeiten, gehört dies in aller Regel zur Routinemethode, die bei nahezu jedem Patienten appliziert wird. Im Rahmen des stationären Aufenthaltes ist Feedback deshalb genauso „normal" wie Sport, Krankengymnastik oder Psychotherapie.

Die Patienten, die sich zur Feedbackgruppe treffen, kennen einander in der Regel und sind Gruppentherapie ohnehin schon gewohnt. Durch die Mitpatienten erhalten sie zudem Erfahrungsberichte und können den individuellen Erwartungshorizont auf die durchschnittlich zu erwartenden Therapieergebnisse hin triggern.

Das durchführende Personal hat durch die Fülle der Anwendungen in kurzer Zeit enorme Erfahrungen und wird sehr schnell methodenkompetent.

Nahezu rund um die Uhr steht den Patienten ein Ansprech-
partner zur Verfügung, der Fragen klären und auftretende Symptome klassifizieren und, wenn nötig, behandeln kann.
Im ambulanten Setting ist dies weitgehend anders.

Ambulante Bedingungen

Für die meisten ambulanten Patienten ist Respiratorisches Feedback neu. Deshalb haben weder sie noch die persönliche Umgebung Erfahrung mit der Methode. Die „2. Beratungsebene", die
in den Kliniken durch die Mitpatienten gestaltet ist, fehlt, so daß
die Erwartungsamplitude sehr viel größer ist, als im stationären
Bereich.

Gruppentherapie erzeugt zumeist eher Angst als freudige Erwartung, auch wenn es sich um so geringe kommunikative Anforderungen handelt, wie dies beim RFB der Fall ist. Die Stärke
der Hemmung wird bestimmt durch die Vorstellung des Patienten und nicht von unserem objektiven Wissen über die Methode.

Die Gruppenmitglieder sind einander fremd. Sie treffen in der
Regel lediglich zu den Therapiesitzungen aufeinander. Dies kann
die Atmosphäre und damit die Bereitschaft zu entspannen nachhaltig beeinflussen.

Auch die Akzeptanz von Störungen durch andere Gruppenteilnehmer wird davon mit beeinflußt.

Dies gilt noch stärker für den folgenden Punkt:

Respiratorisches Feedback nach Prof. *Leuner* ist zumindest in
Deutschland keine Kassenleistung. Es muß vom Patienten selbst
bezahlt werden. Dadurch erhält die Methode von vornherein einen anderen Stellenwert als bei Anwendung in der Klinik.

Zunächst muß sich der Patient bewußt dafür oder dagegen
entscheiden. Dies hat positive wie negative Konsequenzen. Entscheidet er sich dagegen, kann die Methode nicht zum Einsatz
kommen, auch wenn die Therapeutin/der Therapeut vom Nutzen
gerade dieser Methode für seinen Patienten überzeugt ist.

Der Vorteil ist, daß bei positiver Entscheidung die Motivation
und die Bereitschaft zur Mitarbeit optimal sind.

Andererseits werden Störungen und organisatorische Fehler
weniger toleriert als in der Klinik oder im Falle der für den Patienten kostenlosen Leistungserbringung.

Da die ambulante Gruppentherapie höhere Anforderungen an Therapeutin/Therapeut und Personal stellt, will ich mich auf ihre Darstellung beschränken. Für die stationäre Gruppentherapie gilt im Prinzip gleiches, wobei hier auf das eine oder andere Detail verzichtet werden kann.

Indikation

Am Anfang steht, so wie bei jeder Therapie, die Indikationsstellung. Das Spektrum der Patienten, die sich für die RFB-Gruppe eignen, ist fast ebenso groß wie bei der Einzeltherapie. Indikation und Kontraindikation der Gruppentherapie sind weitgehend mit denen des Gruppen-AT's identisch.

Wichtig ist zunächst der Patientenwunsch. Menschen, die sich alleine unwohl fühlen, sollten das Gruppenangebot bekommen und umgekehrt, Menschen, die Gruppenängste haben, zunächst ein Angebot zur Einzeltherapie.

Ist Feedback als Einstieg in eine weitere Therapie gedacht, dann ist ebenfalls Gruppentherapie häufig vorzuziehen, da sich hier oftmals Konfliktfelder abzeichnen, die angesprochen werden können. Dies schafft häufig den Einstieg zur Bearbeitung der zugrunde liegenden Störungsmuster oder den Beginn der angestrebten Verhaltensänderung.

Gruppen-RFB ist auch indiziert bei der adjuvanten Zusatzbehandlung einer bestehenden Psychotherapiegruppe und als präventive Maßnahme im Rahmen von Gesundheitsförderungsprogrammen.

Gerade im letzteren Fall wird diese Methode in noch viel zu geringem Umfang in Betrieben, bei Seminarveranstaltungen, in Vereinen, beim Sporttraining und vor allem in Schulen und Universitäten, aber auch in Gemeinschaftseinrichtungen wie Seniorenheimen und allgemeinen Krankenhäusern angeboten.

Eine weitere Indikation ist ökonomischer Art. Weil sie Ressourcen schont, kann sie in der Regel preisgünstiger angeboten werden als Einzeltherapie und es stehen mehr Therapieplätze zur Verfügung, so daß mehr Patienten in den Genuß der Methode kommen als im Einzelverfahren.

Kontraindikationen

Bei all den Patienten, von denen angenommen werden muß, daß sie die Ruhe der übrigen Teilnehmer stören, ist Gruppen-RFB kontraindiziert.

Es handelt sich dabei um sehr unruhige und sehr gespannte Patienten, hochgradige Phobiker, die die Maske keine 30 Minuten lang ertragen und sehr unruhige und sehr kleine Kinder, bei denen die Mütter mit im Raum bleiben müssen.

Auch laute Schnarcher sind nur unter Vorbehalt gruppentauglich.

Medizinisch kontraindiziert sind Menschen mit hochgradigen Ängsten vor anderen Personen, bei denen zu befürchten steht, daß sich unter Gruppen-RFB diese Ängste noch verstärken. Auch labile, nicht akut produktive, Psychotiker sind nur unter Vorbehalt gruppenfähig.

Grundsätzlich gilt aber, daß es bei vielen Patienten, die anfänglich in Einzelbehandlung sind, Sinn macht, nach beginnendem Therapieerfolg auch über die Fortsetzung der Behandlung in der Gruppe nachzudenken.

Eine absolute Kontraindikation besteht, wie bei der Einzeltherapie, nur bei den akuten Psychosen.

Vorteile des Gruppen-RFB

Die Vorteile liegen bei therapeutischer Indikation im Mehr an therapeutisch Erreichbarem. Sie liegen in der hohen wirtschaftlichen Effizienz bezüglich der Ressourcenschonung, wie Geld, Zeit, Personal und Räumlichkeiten.

Vor allem ist Gruppen-RFB neben anderen wichtigen Voraussetzungen, wie Ernährung, Bewegung und Aufklärung ein wichtiges Instrument der individuellen und generellen Gesundheitsvorsorge.

Da vor allem letzteres in den kommenden Jahren enorm an Bedeutung gewinnen wird, sollte sich jeder RFB-Therapeut mit den Grundlagen der Gruppentherapie vertraut machen und ausreichend eigene Erfahrungen machen, um den gesellschaftlichen Bedürfnissen nach dieser Methode in den kommenden Jahren gerecht zu werden und Zielgruppen seiner Umgebung qualifizierte Angebote zur Gesundheitsförderung machen zu können.

Räumliche Voraussetzungen

Wie bei der Einzeltherapie benötigt man einen ruhigen Raum und bequeme Liegen, bzw. verstellbare Sessel, die auch eine Liegeposition zulassen. Gute Erfahrungen sind mit den „Bioswing-Liegen" gemacht worden. Die meist harten, und für den Rücken nicht einstellbaren Untersuchungsliegen sind für viele Patienten ungeeignet.

Das Liegen am Boden ist in der ambulanten Praxis ungewöhnlich und kann Vorbehalte beim Patienten verstärken. Für Hochbetagte und Behinderte ist es oft äußerst schwierig, sich auf den Fußboden zu legen, oft ist er auch noch kalt oder zugig und die Liegequalität ist dort ebenso schlecht wie auf den harten Untersuchungsliegen.

Für das Personal ist das Anlegen der Masken und der Sensoren am Boden zusätzlich erschwerend.

Der Raum muß ausreichend groß sein, um die Liegen aufstellen zu können und muß hoch genug sein, um eine gute Atemluftqualität während der Therapiesitzung zu garantieren.

Daß ein angenehmes Ambiente, zu dem auch die Beleuchtung gehört, die Entspannung fördert, ist eine Binsenweisheit und gilt für Einzeltherapie im gleichen Maße.

Für den Anfang gilt, daß es Sinn macht, zunächst mit drei Therapieplätzen zu beginnen und bei Bedarf und mit zunehmender Erfahrung das Angebot zu erweitern.

Personelle Voraussetzungen

In einer kleinen psychotherapeutischen oder psychiatrischen Praxis, die ohne ständiges Personal geführt wird, ist die Therapeutin/ der Therapeut selbst für den gesamten Ablauf zuständig. Für Sie/ Ihn gilt das gleiche wie für das Assistenzpersonal. Wollen Sie Gruppentherapie lediglich als gelegentliche Erweiterung Ihres Angebotes einführen, dann sollten Sie sich überlegen, ob sich die Investition überhaupt lohnt. Planen Sie dagegen den Ausbau der

Methode, dann ist zu überlegen, ob nicht von Anfang an eine Kraft, eventuell auf Honorarbasis, diesen Bereich als eigenes Aufgabenfeld übernehmen sollte.

Für alle anderen Praxen oder Einrichtungen gilt, daß eine oder zwei Kräfte für diese Aufgabe geschult werden, und das Gruppen-RFB mittel- bis langfristig als Spezialisten verantwortlich durchführen sollten.

Geeignete Mitarbeiter benötigen eine durchschnittliche Intelligenz, ein ruhiges Wesen, Liebe zu den Patienten, kommunikative Begabung und die Fähigkeit, sich für dieses Aufgabenfeld zu begeistern.

Sie benötigen Selbsterfahrung, möglichst in mehreren Entspannungstechniken, natürlich auch mit RFB und die Kenntnis der Standardwerke über RFB.

Zur Durchführung bedarf es dann der Assistenz in einigen wenigen Gruppentherapiezyklen, der vorbehaltslosen Unterstützung durch die/den Chefin/Chef und des Angebots der Supervision durch die/den Therapeuten.

Der Praxiseigner ist zwar qualifiziert, aber meist ungeeignet, weil RFB notgedrungen oft am Ende der Prioritätenliste steht, Unvorhergesehenes den Ablauf durcheinander bringt, die Kontinuität durch dringende Terminverlegungen nicht gewährleistet ist und viele Gründe daran hindern, sich in der Therapiezeit völlig auf RFB einzustellen und alles andere aus den Gedanken zu verbannen.

Die drei Phasen der Therapie

Die RFB-Gruppentherapie besteht, ähnlich wie die Einzeltherapie, aus drei Teilen. Im Gegensatz zur Einzeltherapie ist es bei der Gruppe von größerer Bedeutung für den Erfolg, daß diese Phasen korrekt abgehandelt werden. Vor allem bei der Delegation der Abwicklung an Praxispersonal ist es unabdingbar, sich davon zu überzeugen, daß der ausführenden Kraft die Bedeutung der Phasen bewußt ist.

Phase 1

Dies ist die Phase vor der eigentlichen Entspannung.

Sie dient dazu, den Übergang aus dem Alltag zur Entspannungstherapie zu gestalten. Wie bei jeder Entspannungstherapie sind die Adaptation und die Erwartungshaltung wichtige Voraussetzungen für Erfolg oder Mißerfolg. Anders als bei der Einzeltherapie, bei der dies gelegentlich noch am Anfang der eigentlichen Entspannung erfolgen mag, ist dies bei Gruppen-RFB i. d. R. nicht möglich. Die Gruppensituation steigert zunächst vorhandene Spannungen, Unruhe des Einzelnen überträgt sich auf die Mitpatienten und eventuell auch auf das Personal und beschädigt das Ergebnis.

Deshalb beginnt die Therapie mit der Adaptionsphase und nicht mit dem Anlegen des Gerätes. Daraus ergibt sich auch die Konsequenz, daß nach einem bestimmten Zeitpunkt verspätete Patienten nicht mehr zu dieser Sitzung zugelassen werden können.

Wie beim Autogenen Training in Gruppen macht man auch beim Gruppen-RFB die Erfahrung, daß ein kurzer, ca. 10 minütiger Vortrag z.B. über Streßphysiologie auf fruchtbaren Boden bei den Teilnehmern fällt und oft auf diese Weise ein Gespräch zustande kommt. Oft ist es nach wenigen Therapiesitzungen möglich, nach den bisherigen Erfahrungen zu fragen.

Erfolg fördert den Erfolg. Wer noch nicht soweit ist, kann getröstet und ermutigt werden.

Zum Standard gehört die Frage nach vorangegangenen Störungen, die dann, wenn möglich, beseitigt werden sollten.

Wichtig ist die Beachtung der Schweigepflicht und das in jeder Sitzung verbalisierte Angebot, die/den Therapeutin/Therapeuten jederzeit auch unter vier Augen sprechen zu können.

Sehr geeignet zur Durchführung ist eine Checkliste, die alle Fragen enthält, die gestellt werden müssen und auf der man sich auch alle Anregungen aus dem Publikum notieren kann, ebenso wie die Fragen, die nicht sofort beantwortet werden konnten.

Die Dauer dieser Phase beträgt, je nach Gruppengröße, zwischen 20 Minuten und einer Stunde.

Erfrischungsgetränke, Obst oder Kekse heben das Ambiente und lockern die Stimmung.

In dieser Phase sollten die Teilnehmer auch an das Entleeren der Blase erinnert werden.

Phase 2

Sie ist die Kernphase, das eigentliche RFB.

Das Anlegen der Masken und der Sensoren ist im Prinzip nicht anders als bei der Einzeltherapie. Von Anfang an müssen pro Patient einige Minuten zusätzlich für diese technischen Voraussetzungen eingeplant werden. Hier kommen die emotionalen und kommunikativen Qualitäten der ausführenden Kraft besonders zum Tragen. Die Mitarbeiterin muß einschätzen können, wer es am längsten unter der Maske, mit der der Patient ja nichts sehen kann, aushält, während um ihn herum noch gewerkelt und gesprochen wird. Auch gehört es zum guten Management, einzuschätzen, wo sie auf Anhieb paßt, und wo mehrere Korrekturen notwendig werden.

Die eigene innere Ruhe der Mitarbeiter entscheidet über das Gelingen des Ganzen. Auch aus diesem Grunde plädiere ich für die Praxisspezialistin. Wer vom übrigen Praxisdruck in dieser Zeit befreit ist und ausreichend Kenntnisse, Erfahrung und Routine hat, besitzt die Ruhe und die Sicherheit, deren Ausstrahlung zumindest in den ersten Sitzungen einer Serie für die Akzeptanz durch die Patienten in hohem Maße nötig ist.

Generell muß mit den Patienten der Gruppe vereinbart sein, wie sich die Einzelnen verhalten, wenn sie während der Therapie Hilfe benötigen und wie sie sich verhalten, wenn die Maske unangenehm wird und sie die Sitzung abbrechen wollen.

Generell gelten hier zwei Regeln: Je ausführlicher darüber im Vorfeld gesprochen wurde, umso sicherer sind die Patienten und um so seltener kommt es zu dieser Reaktion.

Je bequemer die Unterlage und je angenehmer das Ambiente, um so wahrscheinlicher hält es ein Patient nach Abbruch der Entspannung auf seiner Liege ruhig bis zum Sitzungsende aus, ohne die anderen zu stören. Deshalb darf es auch nie stockdunkel im Raum sein, sondern immer gedämpfte, aber angenehme Beleuchtung.

Vor der Therapiesitzung ist zu klären, ob die/der Therapeutin/ Therapeut während dieser Phase anwesend sein soll. Wird dies auch nur von einem Teilnehmer gewünscht, dann sollte diesem Wunsch ohne Diskussion gefolgt werden.

Wie in der Einzeltherapie dauert die Therapiesitzung 30 Minuten. Beginn ist nach Anlegen aller Masken und wird von der durchführenden Kraft laut verkündet. Zusätzlich sollte dabei nochmal die Dauer der Entspannung für alle deutlich hörbar angesagt werden und daß die Teilnehmer nicht selbst darauf zu achten haben, sondern nach Ablauf der Zeit sanft "geweckt" werden.

Die Beendigung der Sitzung sollte dann auch entsprechend der Ankündigung erfolgen.

Für die Teilnehmer und ihren Erfolg ist dies wichtig. Zum einen sind die Regeln noch einmal klar und unmißverständlich. Vor allem am Anfang ist vieles neu und plötzlich fällt dem einen oder anderen ein, daß er gar nicht weiß, wie lange es dauert und wie beendet wird. Dies erzeugt unter Umständen so große Spannungen, daß es, am Anfang, zum Abbruch und Störung auch der übrigen Teilnehmer führt.

Einige Menschen haben sich ihr Zeitgefühl bewahrt. Sie konnten zwar entspannen, spüren aber, daß die dreißig Minuten um sind und warten auf die Beendigung und werden auf diese Weise wieder nervös.

Die meisten aber sind hektisch und haben ein verkürztes Zeitempfinden. Nach wenigen Minuten glauben sie, daß die halbe Stunde bereits herum ist. Nur das zuverlässige Versprechen, pünktlich zu beenden, hindert sie daran abzubrechen und gibt ihnen die Möglichkeit, die Zeit in Ruhe vergehen zu lassen. Vor allem in der Streßprophylaxe ist dies ein unschätzbares Wirk-Kriterium.

Über die Zuverlässigkeit in die durchführende Person entsteht Vertrauen in die Therapie und über diesen Weg Zutrauen in die eigene Wahrnehmung und damit Vertrauen in sich selbst.

Die Beendigung dieser Phase sollte freundlich, ruhig und bestimmt erfolgen. Sie leitet über in

Phase 3

Die Ausleitungsphase hat mehrere Aufgaben. In den selteneren Fällen dient sie dem Aufnehmen und Behandeln von Reklamationen. In erster Linie dient sie der Festigung des Entspannungserfolges.

In der Regel kommt es ca. ab der 4. Sitzung zu zunehmenden Entspannungstiefen. Die Folge sind eine Verlangsamung der Wahrnehmung, der Reaktion und auch vegetative Änderungen, wie Blutdrucksenkung, Verminderung der Herzfrequenz etc. Ein sofortiges Umschalten auf „Alltag" ist weder erwünscht, noch ist es immer möglich. Deshalb sollten nochmals ca. 15 Minuten der Sammlung vergehen, bis die Patienten nach draußen entlassen werden.

In dieser Zeit kann die Gruppe weiter den Gedanken nachhängen, die in der Entspannungsphase hochgekommen sind. Gemeinsames entspanntes Schweigen, auch ohne den Zwang durch die Feedbackapparatur, ist für manchen eine neue wertvolle Erfahrung und befreit vom Zwang des ständigen „Machen" müssen.

Selbstverständlich darf auch gesprochen werden. Gemeinsames Erleben schafft Gemeinsamkeiten. Vor allem bei der Therapie sozialer Gruppen, seien es die Führungsebene eines Unternehmens, eine Fußballmannschaft, eine Psychotherapiegruppe, eine Familie oder andere Einheiten, schafft dies eine positive Kommunikationsbasis, auf der man sich gefahrlos treffen kann.

Die durchführende Kraft hat hier beobachtende und begleitende Funktion. Sie trägt die Verantwortung dafür, daß jeder Teilnehmer erst dann den Raum verläßt, wenn er wieder in der Lage ist, im Alltag, vor allem dem Straßenverkehr, adäquat zu reagieren und sorgt dafür, daß in Problemsituationen, z. B. wenn ein Patient in der Entspannung zu verdrängten und belastenden Erinnerungen findet, eine Aussprachemöglichkeit mit der Therapeutin/dem Therapeuten erhält.

Erfolg

Die Erfolge der Gruppentherapie unterscheiden sich im Prinzip nicht von denen der Einzeltherapie mit RFB. Die Schwierigkeit der Erfolgsmessung ist immer die der Erfolgsdefinition.

Im ambulanten Bereich sind einerseits die Möglichkeiten der sog. objektiven Forschung eingeschränkt, zum anderen sind die Zielvorstellungen und die Erfolgskriterien u. U. andere als im Bereich der universitären Forschung.

Wichtigstes Kriterium des Erfolgs in der ambulanten Therapie ist die Beurteilung durch den Patienten.

Definition des Erfolges

Wie läßt sich aber der Erfolg definieren? Voraussetzung dafür ist, daß ich die Erwartung, die mein Patient an diese Methode stellt, kenne und abschätzen kann, ob mit der Maßnahme die Erwartung erfüllt wird und ob, bei objektiver Wirkung, auch der Patient den Erfolg erkennen und werten kann.

Wenn es zum Beispiel mit RFB gelingt, die Herzfrequenz von 90 Schlägen pro Minute auf 70 Schläge dauerhaft zu senken, dann ist dies eine objektive Wirkung. Ob es ein Erfolg ist, hängt davon ab, wie der Patient dazu steht. Ist es sein Wunsch, von seiner Tachykardie loszukommen, dann ist der Erfolg gegeben. Ist ihm die Herzfrequenz egal oder empfindet er sogar Angst, wenn der Puls langsamer wird, z. B. aufgrund der Vorstellung, daß dann das Herz stillstehen könnte, dann ist die Methode nicht erfolgreich und kann sogar zu gegenteiliger Wirkung führen.

Erfolgsvoraussetzungen

Die primäre Erfolgsvoraussetzung ist deshalb die genaue Indikation. Dies umso mehr bei der Gruppenanwendung, weil hier noch die spezifischen, durch die Gruppensituation erzeugten Implikationen hinzukommen.

Indikation heißt hier nicht nur objektive Indikation aus der ärztlichen Diagnose und der sich daraus ergebenden Verordnung heraus.

Indikation ist darüber hinaus zwingend die Frage nach dem Bedürfnis Ihres Patienten und des sich aus der Therapie ergebenden Nutzens für ihn.

Diese Notwendigkeit gibt es nicht nur beim RFB. Sie ist in jedem Bereich der Medizin anzutreffen. Ist die Indikation im Sinne dieser erweiterten Kriterien richtig gestellt, dann ist unser Patient "compliant". Gelingt uns die individuelle Indikationsstellung nicht, dann ist er "noncompliant".

Im Bereich der Kassenmedizin sind diese Dinge bekannt, erscheint aber vielen als nicht ganz so wichtig, da es i. d. R. auch für den Patienten, der nicht compliant ist, mehrere Angebote gibt und die Ressourcen immer noch als fast unerschöpflich erscheinen.

Im Bereich der Privatleistungen gilt dies jedoch nicht.

Besonderheiten der Selbstzahlerleistungen

Durch die private Finanzierung entscheidet zunächst der Patient in viel stärkerem Maße, ob die Behandlung stattfindet oder nicht. Findet die subjektive Indikationsstellung durch den Patienten nicht statt, dann wird er sich gegen diese Therapie entscheiden.

Eine nicht verabreichte Therapie kann logischerweise nicht wirken und ist deshalb ein Mißerfolg.

Ein weiteres Kriterium der subjektiven Indikation ist die Erwartung des Patienten hinsichtlich des Therapieablaufs und der Ergebnisse. Weichen diese Kriterien erheblich von den objektiven Gegebenheiten ab oder stehen sie sogar im Widerspruch, dann kann die angewandte Methode bei diesem Patient nicht erfolgreich sein.

Wie kann man die subjektive Indikation verbessern?

Um diese Frage zu beantworten, ist es sinnvoll, sich die durchschnittliche Ausgangssituation vor Augen zu führen.

Im Gespräch stehen sich zwei Personen gegenüber, die ein und denselben Sachverhalt unterschiedlich wahrnehmen, erklären, beurteilen und in Konsequenz danach handeln. Beide haben in der Regel präzise Erwartungen an den anderen, die diesem nicht unbedingt bekannt sein müssen.

Ein Beispiel:
Ein Patient mit hohem Arterioskleroserisiko klagt über Ärger mit seinem Chef und der Arzt findet bei der Messung des Blutdrucks einen hohen Wert.

Für den Patienten ist der Ärger wichtig, der hohe Blutdruck stört ihn nicht, er spürt ihn nicht und negative Folgen sind ihm nicht geläufig.

Die/der Therapeutin/Therapeut wertet den Blutdruck als wichtigen Risikofaktor für Herzinfarkt oder Schlaganfall, richtet sein therapeutisches Handeln auf das Ziel der Blutdrucksenkung aus und bewertet den Ärger des Patienten lediglich als Nebenbedingung einer körperlichen Erkrankung und weiter nicht als behandlungsbedürftig.

Die Folge dürfte sein, daß der Patient Respiratorisches Feedback ablehnen wird, weil er nicht erkennen kann, wie diese Me-

*thode auf den Chef einwirken kann und ihm bei seinem Anliegen
helfen kann.*
*Das Ergebnis ist Mißerfolg, bevor die Methode überhaupt die
Chance hatte, zur Anwendung zu kommen.*

Um erfolgreich zu sein, macht es Sinn, zunächst die Wünsche
und Bedürfnisse unserer Patienten kennen zu lernen.

Bedürfnisse, Wünsche, Ziele

Bedürfnisse, Wünsche und Ziele sind Begriffe aus der Kommunikation, die sich inhaltlich erheblich voneinander unterscheiden.
Warum ist es wichtig, sich darüber im klaren zu sein?
Ein Kriterium wurde im obigen Abschnitt schon genannt.
Kenne ich das Bedürfnis meines Patienten nicht, und kann ich mit
meiner Methode keinen Nutzen anbieten, die diesem Bedürfnis
entspricht, dann gibt es keinen Grund, weshalb dieser Patient für
eine Heilmethode Geld ausgeben, Zeit opfern oder, bei Medika-
menten z. B., Nebenwirkungen in Kauf nehmen sollte.
Worin unterscheiden sich diese Begriffe und warum sind sie
beim Gruppen-RFB besonders wichtig?
Nehmen wir zunächst die Wünsche. Wir alle kennen sie und
haben welche. Genauso wie unsere Patienten. Die Qualität der
Wünsche ist von großer Bandbreite. Viele unserer Wünsche sind
irreal und wir wissen das. Der Wunsch, im Lotto zu gewinnen gehört hierzu, der Sommerurlaub im Winter oder das Verschwinden
von Problemen, von denen wir wissen, daß wir sie nicht ändern
können.
Weiters gibt es Wünsche, die in Erfüllung gehen könnten, die
wir auch immer wieder äußern, dann aber doch nichts oder nicht
genug zu ihrer Verwirklichung tun.
Daneben gibt es aber auch Wünsche, kleine oder große, für
die wir uns anstrengen, manchmal Welten in Bewegung setzen
um sie zu erreichen und in deren Erfüllung wir erfolgreich sind.
Der Unterschied liegt darin, daß es sich bei letzterem um ein
Bedürfnis handelt. Ein Wunsch ist in der Qualität geringer als ein
Bedürfnis. Wünsche führen zum Träumen, zum „darüber reden“,
zum Vertagen und sind launisch, während uns Bedürfnisse in Be-

wegung bringen und uns meist solange begleiten, bis sie befriedigt sind.

Die Kunst des kommunikativ geschulten Therapeuten ist es, aus den vielfältigen Wünschen seiner Patienten die echten Bedürfnisse aufzudecken, um deren Handlungspotential zu nutzen. Wie dies im einzelnen geschieht ist erlernbar und kostet i. d. R. zwei bis drei Wochenenden in einer Seminargruppe. Eine genaue Darstellung würde den Rahmen dieses Buches bei weitem sprengen.

Ziele wiederum beruhen auf einem Bedürfnis, das mit einem Nutzen gestillt werden soll. Ziele sind verbindlich und deshalb genau definiert: Was will ich erreichen, wieviel und mit welchen Mitteln will ich es erreichen und in welcher Zeit? Ist dies nicht definiert, dann handelt es sich bestenfalls um einen Wunsch.

Welche Bedeutung hat dies gerade für Gruppen-RFB?

Nehmen wir an, Sie haben zehn Patienten in die Therapie aufgenommen und starten die Gruppe.

Weil Sie bei einem das Bedürfnis nicht getroffen haben, und er beim Gespräch mit Ihnen lediglich einen Wunsch äußerte, der sich inzwischen geändert hat, starten Sie nur mit 9 Personen. Mit keinem der Teilnehmer haben Sie Ziele festgelegt und Ziel- und damit Erfolgsdefinitionen erarbeitet. Damit überlassen Sie die Bewertung jeder einzelnen Therapiesitzung durch den Patienten dem Zufall. Jeder Teilnehmer entscheidet aufgrund seiner subjektiven und unreflektierten Kriterien, ob sich die nächste Sitzung „lohnt" oder nicht. Plötzlich sind andere Dinge wichtiger als zuvor, Ihre Gruppe wird von Mal zu Mal kleiner und am Ende sind Sie und zwei Patienten die letzten, die sich regelmäßig treffen.

Warum?

Wenn Sie mit Ihrem Patienten nicht vorher die Ziele gemeinsam festgelegt haben, dann kennt er sie nicht. Wenn Sie den Weg nicht zusammen mit ihm beschrieben haben, kann er ihn nicht gehen. Und wenn er die Konsequenzen nicht kennt, die eintreten, wenn er den Weg vor dem Ziel verläßt oder abbricht, dann kann er auch nicht richtig entscheiden. Konsequenterweise bleiben dann nur die Patienten übrig, deren Therapieverlauf zufällig so stimmig ist, daß er in Ihr Gruppentherapieschema paßt.

Welche Folgen?

Für den einzelnen Patienten bedeutet dies, daß er um den Erfolg der Therapie, entweder in Teilen oder insgesamt gebracht ist. Die Behandlung ist als Mißerfolg zu werten.

Für die Therapiegruppe bedeutet jeder Ausstieg Irritation und Infragestellen der eigenen Therapiemotivation. Mancher wird ermutigt, ebenfalls weg zu bleiben. Insgesamt belastet dies die innere Haltung jedes einzelnen, ergibt eine negative Gruppendynamik und wirkt genau entgegengesetzt zur beabsichtigten Wirkung.

Deshalb hat dies besonders in der Gruppentherpie Beachtung zu finden. Die häufig übliche und auch sinnvolle finanzielle Verpflichtung des Patienten, die ganze Therapie, auch bei vorzeitigem Abbruch zu zahlen, hilft hier nur wenig. Der betroffene Patient ist dann zwar körperlich anwesend, strahlt aber Desinteresse oder Ablehnung aus und artikuliert dies auch mitunter.

Die negative Auswirkung auf die Gesamtgruppe ist genauso, als bliebe er weg, lediglich das finanzielle Risiko des Therapeuten ist vermindert.

Für Einzel- und Gruppen-RFB gilt aber in gleichem Maße:

Wer sein Ziel innerhalb der Therapie kennt, kann seinen Erfolg messen und beurteilen. Er wird deshalb in der Regel ein zufriedener Patient sein und die Methode weiter empfehlen.

Kennt er sein Ziel nicht, dann kann er den Erfolg nicht messen und nicht beurteilen. Ob er zufrieden oder unzufrieden ist, bleibt dem Zufall überlassen. Die Zahl der Unzufriedenen ist höher als bei zielgerichtetem Vorgehen. Das bedeutet, daß Sie in diesem Falle u. U. eine segensreiche Methode durch unsachgemäße kommunikative Durchführung in Verruf bringen.

Besonderheiten bei Kindern

Sehr kleine und sehr unruhige Kinder können im klassischen Gruppensetting nicht behandelt werden. Fast immer muß die Mutter oder eine sonstige Bezugsperson dabei sein und während der Behandlung die Hand halten und das Kind zum Durchhalten animieren. Trotzdem lassen sich mit RFB auch bei diesen Kindern gute bis sehr gute Erfolge erzielen.

Es ist aber dennoch möglich, mehrere Kinder gleichzeitig zu behandeln. Hier bedarf es der Zustimmung der Bezugspersonen, die aber sich nach kurzer Zeit anfreunden und gemeinsame Sorgen in den Wartephasen vor und nach der Therapie austauschen. Für viele Eltern ist es eine Erleichterung, wenn sie wissen, daß nicht nur das eigene Kind Schwierigkeiten macht.

Für ältere Kinder gilt das gleiche. Ihre Motivation steigt, wenn sie in einer Gruppe Gleichaltriger üben. Je nach Anlaß und Gesamtsetting (z. B. im Rahmen eines Intelligenztrainings) lassen sich hier noch Zusatz-Ziele mit Zusatz-Nutzen finden, wie Gründung einer Arbeitsgruppe zur gegenseitigen Stützung bei Schulschwierigkeiten.

Dies gelingt besonders gut, wenn die Gruppe einigermaßen homogen ist. Z. B. kann man Gruppen-RFB im Rahmen einer schulischen Arbeitsgemeinschaft anbieten oder als Aktivität der Schüler- oder Elternselbsthilfe.

Ausblick

Respiratorisches Feedback und insbesondere Gruppen-RFB ist eine einfache, unspezifische, wirksame, Ressourcen und Kosten sparende Methode, die viele Bedürfnisse unterstützt.

Neben den in diesem Buch in erster Linie genannten medizinischen Indikationsstellungen, sind vor allem der weite Bereich der Gesundheitsvorsorge aber auch Leistungserhalt und Leistungssteigerung im Blickwinkel des Interesses.

Die Möglichkeiten, RFB sinnvoll einzusetzen, sind noch lange nicht ausgeschöpft.

Es fehlt noch an kreativen und aktiven Therapeuten, an gesundheitsökonomischen, gesamtökonomischen aber auch einzelbetrieblichen Berechnungen über Kosten und Nutzen dieses Entspannungsverfahrens.

Es fehlt aber auch an Gesprächskontakten außerhalb unserer eingeschliffenen Bahnen. Der Chef oder der Controller eines Betriebes z. B. kann nicht wissen, wieviel Produktivitätssteigerung sein Unternehmen hätte, wenn Teile der Belegschaft regelmäßig mit RFB üben würden. Er kann auch nicht einschätzen, inwieweit die Zahl der Krankmeldungen sich beim Einsatz dieser Methode verändern kann, wenn er das Verfahren gar nicht kennt.

- Wer außer uns kann ihm dies sagen?
- Wer außer uns hat entsprechende Kenntnisse und Erfahrungen?
- Wann fangen wir an?

KAPITEL 8

Erfahrungen mit dem Respiratorischen Feedback nach *Leuner* in der Therapie chronischer Schmerzpatienten

von

WOLFGANG LOESCH

Der Beginn eigener Beschäftigung mit Biofeedback liegt schon 20 Jahre zurück. Das Respiratorische Feedback (RFB) wird in der eigenen Praxis seit 1991 eingesetzt, daneben auch Biofeedback mit den Parametern „Psychogalvanischer Hautreflex (PGR)" und „Hauttemperatur".

Psychotherapeutische Arbeit mit Schmerzpatienten steht seit etwa 25 Jahren im Zentrum der eigenen Arbeit.

Die Möglichkeit, auch mit Schmerzpatienten zusätzlich zu all den vorher schon praktizierten Therapiezugängen mit dem RFB zu arbeiten, war damals für den Referenten sehr reizvoll; diese positive Haltung besteht verstärkt bis heute.

Tabelle 8.1
Biofeedback – Überblick
Elektronisch ermöglichte Rückmeldung biologischer Parameter z.B.:

psychogalvanischer Hautreflex
Hauttemperatur
Hirnstrommuster (Alpha-Training)
Muskelspannung
Atmung (Prof. *Leuner*)
Blutdruck (*Patel, Richter-Heinrich, Loesch*)

Wirkungsprinzipien sind:

Versuchs-Irrtums-Lernen
Suggestion von Patienten
Vertiefung anderer Entspannungszugänge

Dabei ist es aus eigener Sicht schon bemerkenswert, daß der Autor des Beitrages damals in der Bewertung solcher technischer Hilfsmittel wie BF-Geräte, als unterstützendes Moment in der Psychotherapie vom „Saulus zum Paulus" geworden ist. Mit gerade gewonnener psychotherapeutischer Kompetenz war die eigene Meinung vor 20 Jahren: „Wenn ich solch ein Spielzeug benötige, kann ich den Anspruch, Psychotherapeut zu sein, begraben!"

In unserer Potsdamer Arbeitsgruppe war aber ein auf dem PGR beruhendes BF-Gerät entwickelt worden, das der Autor wie die anderen Kollegen der Arbeitsgruppe zu testen übernommen hatte. Das Gerät wurde damals in den beiden parallel laufenden autogenen Trainingsgruppen eingesetzt und – siehe da, das „Ding" schien ein kleiner Wunderapparat zu sein. Die Patienten waren begeistert zu erfahren, daß bei ihren Übungen im Körper wirklich etwas passiert und daß der Weg zur Entspannung unterstützt wurde.

Als eigener „Aha-Effekt" war zu verzeichnen: In beiden Gruppen brach nicht ein einziger Patient die Therapie ab. Das blieb übrigens später nicht ganz so. Doch es schien so, daß unter Zuhilfenahme des Gerätes die bekannten Nachteile des Erlernen des AT reduziert werden konnten (siehe **Tabelle 8.2**).

Unter den Biofeedback-Geräten hat, so meine ich, das RFB nach *Leuner* einen besonderen Stellenwert, weil es über die auch anderen Systemen eigene Eigenschaft der entspannungsförderlichen Rückmeldung vegetativer Parameter hinaus den im Beitrag von *Barolin* in diesem Band dargestellten Synchronisationseffekt vegetativer Funktionen herbeiführt, der heilsame Tiefenentspannung (siehe **Tabelle 8.8**) direkt fördert.

Tabelle 8.2
Nachteile üblicher Entspannungsverfahren:
– großer Zeitaufwand
– z.T. enttäuschte Erwartungen
– oft größte Schwierigkeiten bei den Bedürftigen
– Leistungsorientierte und Zwanghafte kommen mit den üblichen Entspannungsverfahren oft schlecht zurecht
– Ablehnung der rational denkenden und technisch orientierten Personen geisteswissenschaftlichen Methoden gegenüber

Der Einsatz und die Möglichkeiten von Biofeedback, auch des RFB, haben neben vielen Vorzügen auch prinzipielle Grenzen. Auch darauf soll hier hingewiesen werden (siehe **Tabelle 8.3**).

Tabelle 8.3

Eigene **prinzipielle Grenzen** der BF Techniken:

– Eine momentane Beeinflußbarkeit der physiologischen Parameter ist relativ schnell zu erzielen. Anhaltende therapeutische Wirkungen der BF-Techniken lassen sich jedoch erst nach längerer Trainingszeit erzielen und sind auch nicht immer zu festigen. Hier liegt momentan noch eine klinische Begrenzung.

– Neurosentheoretische und interpersonelle Aspekte müssen berücksichtigt werden.

– Der Einsatz wirkungsvoller technischer Hilfsmittel kann eine tragfähige Arzt-Patient-Beziehung nicht ersetzen.

Die Patienten nehmen aus recht unterschiedlichen Ausgangssituationen heraus das Angebot des RFB an.

Tabelle 8.4

Zu beachten sind im BF-Einsatz folgende **auf den Patienten bezogene Schwerpunkte**:

– Persönlichkeit

– Symptomatik

– Struktur von Bewältigung und Abwehr

– Chronizität

– Leidensdruck

– Motivation

– Suggestibilität

In der eigenen Tätigkeit wird das RFB überwiegend als unterstützende Maßnahme im Erlernen und Anwenden der in unserer Praxisgemeinschaft erlernbaren, differenzierten persönlichkeits- und krankheitsspezifisch eingesetzten 3 Entspannungsverfahren (siehe **Tabellen 8.5, 8.6, 8.7**), eingesetzt. Außerdem spielt es in der Unterstützung ambulanter Entgiftungen (C_2H_5OH, Diazepam, Opioide, andere Analgetika) eine nicht unwesentliche Rolle.

Tabelle 8.5

Ziele des Autogenen Trainings:

– Erholung

– Selbstruhigstellung

– Selbstregulierung sonst unwillkürlicher Körperfunktionen

– Leistungssteigerung

– Schmerzbeeinflussung
– Selbstbestimmung
– Selbstkritik und Selbstkontrolle durch „Innenschau"

„Autogenes Training macht gelassen, aber nicht gleichgültig."

J. H. Schultz

In der Folge soll zum Einsatz des RFB im Rahmen von Schmerztherapien, wie sie in der eigenen Praxisarbeit durchgeführt werden, berichtet werden. Vorangestellt seien einige grundlegende Überlegungen zur Situation von Schmerzpatienten in der gegenwärtigen ambulanten Therapiesituation.

Ein großer Teil von Schmerzpatienten sind Patienten, die zu chronischen Verläufen neigen und bei denen die Tendenz besteht, daß sich Circuli vitiosi herausbilden.

Obwohl es in Schulmedizin und Psychotherapie unbestritten ist, daß in der Schmerzproblematik sowohl in der Schmerzrezeption als auch in der Schmerz-Bewertung und in der Schmerz-Verarbeitung/Bewältigung psychische Faktoren eine entscheidene Rolle spielen, ist der übliche Weg des Patienten bis zum Psychotherapie-Versuch oft ein sehr weiter.

Die Patienten sind meist eine lange Strecke nur somatisch betreut und geführt, oft iatrogen somatisiert worden.

Trotz eigener Mitwirkung in der räumlich naheliegenden Schmerzkonferenz hat sich daran bisher leider nur der Umstand geändert, daß die chronifizierten Patienten z.T. überwiesen werden und sich nicht mehr aus Aussichtslosigkeit bei mir von allein zum „letzten Versuch" anmelden. Die Patienten sind in beiden Situationen ohne Hoffnung, skeptisch, den Angeboten des Therapeuten gegenüber ambivalent. Es ist die dringende Veränderung erforderlich, frühzeitig in der Schmerztherapie psychotherapeutisch, auch mit dem RFB, zu beginnen. Dabei besteht die Notwendigkeit, den chronifizierten Patienten, dort „abzuholen", wo er derzeit ist, also bei seiner Symptomatik.

Wenn es gelingen kann, neben der Arbeit daran, was zur Chronifizierung der Schmerzen bei jeweils diesem Patienten beitragen mag, den Patienten dazu zu bewegen, zu versuchen, mit Hilfe eines Entspannungsverfahrens anders als bisher auf die Schmerzen einzugehen, ist schon viel für ihn gewonnen.

Tabelle 8.6
Konzentrative Entspannung (KOE) nach *Wilda-Kiesel*
Ziele:
– Differenzierung von Körperempfindungen- und wahrnehmungen mit der Absicht der Beeinflussung von Spannungs-
  und Lösungssituationen
durch:
– stufenweises Training
– Auflageflächen wahrnehmen
– Spannungen wahrnehmen
– schrittweise gesamten Körper wahrnehmen

In der Praxisgemeinschaft, der der Autor angehört, haben die Patienten je nach Indikation und Motivation die Möglichkeiten, das
Autogene Training (siehe **Tabelle 8.5**), die Konzentrative Entspannung (*Wilda-Kiesel*, siehe **Tabelle 8.6**) und Progressive
Muskelentspannung nach *Jacobson* zu erlernen (siehe **Tabelle
8.7**).

Tabelle 8.7
Progressive Relaxation (*Jacobson*):
– Muskelanspannung
    '--> Muskelentspannung
        '--> Tiefenentspannung

Dabei tritt es gerade bei chronisch Schmerzkranken häufig auf,
daß ihnen zwar der Einstieg in das Entspannungsverfahren recht
gut gelingt, sie sogar über psychische Effekte wie leichteres Einschlafen usw. berichten, daß aber die Anwendung des Entspannungsverfahrens auf die Schmerzproblematik nicht gelingt. Sie
kommen sofort beim Zuwenden zur Schmerzproblematik in
zwanghafte Vermeidungsversuche.
   Die in der realisierten Entspannungssituation eingetretenen
Zustände passiver Konzentration, passiver Akzeptanz oder sogar
funktioneller Neutralität (Stufe 2-4 des autogenen Zustandes
nach *Luthe*, siehe **Tabelle 8.8**) sind durch den Patienten nicht zu
halten, damit ist kein entspannter Schmerzzugang möglich. Das
ist bei Schlafgestörten, Tinnitus-Patienten, Angst-Patienten häufig ebenso.

An dieser Stelle, bei derartigen Schwierigkeiten, ist es gut möglich, mit dem Einsatz des RFB die Fixierung auf den Schmerz zu vermeiden, zu lockern. Der Patient wird über den Zustand „passiven Akzeptierens" apparativ darin unterstützt, den sehr heilsamen Zustand „passiver Neutralität" zu erreichen, in dem solche therapeutisch bedeutsamen Vorgänge eintreten können, wie Löschung von psychotraumatischen Fixierungen, Abbau des Schmerzgedächtnisses usw., hier geht es insbesondere um letzteres.

Tabelle 8.8
5 Phasen des Autogenen Zustandes *(Luthe)*
– Reflektorische Reaktivität (z. B. tritt bei Einnahme der Übungshaltung die Schwere auf)
– Passive Konzentration (typisch: Formelübungen des AT)
– Passives Akzeptieren (z. B. Entladungen)
– Funktionelle Neutralität (heilsame Phase der Tiefenentspannung)
– Anpassungsstadium (z. B. bei Teilentspannung, kurz vor Rücknahme)

3 Kasuistiken sollen in der Folge das voran Dargestellte verdeutlichen.

Vorgestellt wird ein Mann Mitte 40,
ehemaliger Trainer, sehr erfolgreich, jetzt in der Wirtschaft tätig, auch erfolgreich, als Ehemann weniger erfolgreich, weil die Ehefrau im Rahmen einer Psychotherapie (nicht beim Autor), sich von ihm trennt.
Das gemeinsame Kind bringt immer wieder neue Kontakte des ehemaligen Paares. Er kommt humpelnd, bringt eine große Tüte von Unterlagen mit und sagt den klassischen Satz: „es hat alles nicht geholfen". Somatisch ist bis auf eine minimale Coxarthrose und eine Muskeldifferenz von Wade 4 cm, Oberschenkel 7 cm, zu ungunsten des betroffenen rechten „Standbeines" nichts Wesentliches zu finden gewesen. Stark verspannte Rücken- und Beckenmuskulatur erklärte die Dauerschmerzen durchaus.
Er bietet im Erstgespräch an, zur Zeit „kein Bein auf die Erde zu bekommen". Die Frage ob er sich erklären könne, warum es

sein „Standbein" beträfe, zog einen „Aha"-Effekt nach sich. Seine Familie wäre nach der „Wende" sein „Standbein" gewesen und die sei nun zerbrochen. Seine Ehefrau, ehemalig von ihm betreute Sportlerin, hätte sich so emanzipiert, sei überaus erfolgreich freiberuflich tätig, er gönne ihr das, aber er sei ins Hintertreffen gekommen. Alles hätte ja mit seiner Impotenz angefangen, die weiter bestehe, auch nach einem Versuch mit neuer Freundin. Psychotherapie wolle er auf keinen Fall, er hätte ja am Beispiel seiner Frau gesehen, wohin das führen würde. Aber er habe gehört, daß es möglich sei, auf der Basis des AT in Richtung Schmerztherapie zu arbeiten.

Das wäre ihm recht, zumal er von seiner eigenen Leistungssportzeit her das AT noch einigermaßen beherrsche. Schnell konnte der Patient das AT reaktivieren. Bei dem Versuch, sich in der Therapiesituation den Schmerzen zuzuwenden, reagierte der Patient mit extremer Schmerzzunahme. Er sprang regelrecht von der Übungsliege auf, es traten heftige vegetative Reaktionen auf. Es folgte der Einsatz des RFB. 8 x (wochentags täglich 1 x) führte der Patient „Leerübungen" mit dem RFB durch, mit schon deutlicher Abnahme der Schmerzintensität – erstmalige Verbesserung nach einer 3-jährigen Schmerz-Odyssee. Danach erfolgte der Einstieg in die gezieltere Schmerzauseinandersetzung. Es wurde mit körperbezogenen Imaginationen, immer im Anschluß an eine vorher durchgeführte RFB-Übung begonnen. Sehr schnell traten die Schmerzen in den Hintergrund des Erlebens des Patienten und der gemeinsamen Arbeit. Als ich den Patienten nach der 5. derartigen Sitzung fragte, ob er nun Psychotherapie weiter machen wolle und der Antrag dazu gestellt werden soll, gab er mir folgende Antwort: „ Was soll nach diesem Bild, das ich mir eben machen konnte, wohl noch anderes helfen?" Er hatte bei Einstellung auf die schmerzende Hüfte erst ein anatomisches Bild imaginiert, dort eine verbesserte Durchblutung autogen veranlaßt. Dann aber sah er im Tagtraum seine Frau, um ein vielfaches größer als er, mit Schwert in beiden Händen, drohend ihn, der nackt vor ihr stand, zu kastrieren. Er hatte den Impuls zu fliehen und stemmte sich mit dem Schmerz-Stand-Bein gegen den Boden, um zu starten, konnte aber nicht weglaufen, weil sein kleiner Sohn ihn hinter der Mutter stehend beobachtete.

Nachdem für ihn so die Psychogenese der Symptomatik schlagartig erhellt worden war, wurde es eine sehr konstruktive

*Therapie mit dem Ausgang, daß er fast ohne Schmerzen, mit neu-
er Partnerin und zweitem eigenem Kind, wieder als erfolgreicher
Trainer in einem alten Bundesland tätig ist. Wenn er seinen Sohn
aus erster Ehe besucht, kommt er manchmal in der Praxis vorbei,
um zu berichten, daß es ihm gut geht.*

Weiter soll berichtet werden über eine 58-jährige ehemalige Ver-
käuferin

*mit chronischem vertebrogenem Schmerzsyndrom der Halswir-
belsäule und der Lendenwirbelsäule mit erheblichen degenerati-
ven Wirbelsäulenveränderungen im Sinne einer Spondylose und
Spondylarthrose an der Halswirbelsäule und zwei verkalkten
Bandscheibenprotusionen im Bereich der unteren Lendenwirbelsäule. Die Patientin ist seit 1993 Erwerbsunfähigkeitsrentnerin
wegen des Wirbelsäulenleidens. Es existiert, als sie jetzt wieder-
kommt, weil es nicht mehr ginge, eine schon längere gemeinsame
Vorgeschichte. 1986 hat sie wegen dieser Symptomatik beim Autor das AT erlernt, 1991 gab es einen „zweiten Versuch". Es gelang damals nicht, daß zur Thematik des Schmerzmittelabusus
eine Einigung erzielt werden konnte. Sie war damals auf Katado-
lon, ein Opioid, eingestellt, das sie mit diversen NSA und Psychopharmaka mixte. Das schon früher gemachte Angebot, es über
Ausbau des bekannten AT, das sie noch konnte, zum Analgetika-
Entzug zu schaffen, lehnte sie ab und sagte, sie wolle doch erst
die ins Haus stehende Rehabilitationskur abwarten und sich
dann wiedermelden.*

*Von der Reha-Kur wurde sie vom dort tätigen Psychologen
direkt zu einem „richtigen Psychologen" geschickt, der eine Verhaltenstherapie ohne besseren Erfolg mit ihr versuchte. Dann
folgte ein Versuch in einer Psychotherapieklinik mit Abbruch der
Therapie nach 3 Wochen wegen Schmerzverstärkung, 1996 versuchte sie eine psychosomatische Behandlung in einer psychoor-
thopädischen Spezialklinik in Berlin. Dort war sie 2 Wochen
ohne Medikamente, hätte aber große Qualen gelitten. Inzwischen
bekam sie ambulant Saroten, Morphin (MST) und nicht steroida-
le Analgetika nach Bedarf.*

*Wir vereinbarten jetzt eine ambulante Analgetika-Entgiftung
über RFB-gestütztes Ausschleichen, das gelang. Sie nimmt derzeit noch 75 mg Amitriptylin und Keltican N ein, das sie vom Or-*

thopäden bekommt. Am schwierigsten war die Zeit, als die letzte
Analgetikagabe, Tramal long, ganz abgesetzt wurde. 1 Woche
lang kam sie 2 x täglich, um RFB-gestützt ihr AT zu üben. Inzwi-
schen erwägen wir beide, ob es nicht sinnvoll sein sollte, die ihr
hinlänglich bekannten Hintergründe psychischer Art als Anlaß
für eine Therapie zu nehmen. Sie ist sich noch nicht sicher.

Ein 32-jähriger Lehrer
kam nach 1/4 jährigem Aufenthalt in einem Rheumatologischen
Fachkrankenhaus mit multiplen, vertebragenen Schmerzsyndro-
men und multiplen uncharakteristischen Gelenkbeschwerden in
unsere Therapie. Ein entzündliches rheumatisches Geschehen
war ausgeschlossen worden. 1993 hatte der Patient beim Autor
das AT wegen einer Angstsymptomatik erlernt und damals eine
vorbereitete tiefenpsychologisch fundierte Einzeltherapie nicht
wahrgenommen (er hatte die Antragstellung gescheut).

Der Rheumatologe hatte ihn quasi als „Ultima ratio" wieder
an mich verwiesen. Das war Mitte des Jahres 1996.

Die Psychogenese der Symptomatik war relativ rasch zu er-
hellen. Wie 1993 waren berufsbezogene soziale Ängste deutlich.
Deutlicher als 1993 war eine Indikation für eine Gruppenpsycho-
therapie zu stellen (die sollte in einer Einzel-Kurzzeit-Therapie
erst herausgearbeitet werden). Für die Zwischenzeit war ihm die
Aktivierung des 1993 erlernten AT, das er damals gut beherrscht
hatte, (gegen seine Ängste hätte es ganz gut gewirkt) angeboten
worden.

Das AT konnte nicht reaktiviert werden. Er begann bei der
Physiotherapeutin in unserer Praxisgemeinschaft mit dem Erler-
nen der KOE (Tab. 8.6), was ihm wie eingangs beschrieben, Ent-
spannung, aber nicht Schmerzlinderung brachte.

Mit dem Einsatz des RFB gelang es ihm, in eine Lockerung zu
kommen und eine Schmerz-Reduktion zu erreichen, die es ihm
möglich machte, wieder körperlich aktiver zu werden. Er war aus
dem Circulus vitiosus herausgekommen und baute sich wieder
weiter auf. Den Termin des Psychotherapiebeginns wartete er
nicht ab, sondern nahm ein Angebot eines Freundes an, in dessen
Firma Arbeit aufzunehmen (Auto-Branche).

Er kündigte seine Lehrer-Tätigkeit, nachdem er fast ein Jahr
arbeitsunfähig gewesen war. Seit 1/2 Jahr arbeitet er recht be-

müht in einer ambulanten Therapiegruppe, kommt anscheinend beruflich recht gut klar. Der Ausgang ist offen, aber Schmerzen sind derzeit kein Thema.

Zusammenfassung

Über 7 Jahre besteht jetzt der Überblick über den Einsatz des RFB in der Behandlung chronischer Schmerzpatienten.

In etwa 80 % der Fälle kann davon ausgegangen werden, daß die Patienten das RFB mit Gewinn für sich nutzen können. Das trifft zu für das beschriebene Vorgehen.

Dabei ist es auch so, daß etwa 20 % der chronischen Schmerzpatienten vorher die empfohlene Therapie nicht angenommen hatten.

Das RFB nach *Leuner* ist eine effektive Hilfe u. a. in der Therapie schwieriger, meist chronischer Schmerzpatienten, die aus den verschiedensten Gründen Schwierigkeiten haben, sich auf sich selbst einzulassen.

Literatur beim Verfasser

KAPITEL 9

Das Respiratorische Feedback bei Multiple Sklerose

von

A. HORN

Einleitung

Die Multiple Sklerose ist eine immunpathogenetisch determinierte Erkrankung des Gehirns und Rückenmarkes. In Deutschland leiden ca. 120.000 Menschen an Multipler Sklerose. Die klinische Symptomatik wird von der Lokalisation der Erkrankungsherde im zentralen Nervensystem bestimmt. Betroffen sind sowohl motorische als auch sensible, sensorische, vegetative Zentren und Nervenbahnen. Je nach Prozeßaktivität der Erkrankung kommt es (häufiger) zu schubförmigen, und (seltener) zu chronisch-progredienten Verläufen sowie zu Übergangsformen. Die Multiple Sklerose ist z.Z. nicht heilbar. Kausale Behandlungsmethoden mit dem Ziel der Wiederherstellung der gestörten Nervenfunktionen und Korrektur der immunologischen Abläufe werden in ersten Ansätzen durchgeführt. Das Therapiekonzept bei MS ist auf symptomorientierte medikamentöse Behandlung und physiotherapeutische Maßnahmen orientiert.

Das Bedürfnis der Patienten nach psychotherapeutischer Begleitung ist sehr hoch. Dies betrifft sowohl die neu erkrankten überwiegend jungen Patienten als auch die chronisch Kranken mit mehr oder weniger ausgeprägten, zum Teil schweren und schwersten Behinderungen. Die psychotherapeutischen Ansätze liegen in den Problemen der Krankheitsbewältigung, der Überwindung entstandener Lebenskrisen bezüglich gescheiterter Partnerschaften, abgebrochener beruflicher Karriere und der eingeschränkten Lebensqualität bis hin zur Selbstaufgabe und Resignation.

Die speziell bei. MS-Patienten erforderlichen psychotherapeutischen Maßnahmen sollen nicht auf die eng definierten tie-

fenpsychologisch fundierten, analytischen oder verhaltensthera-
peutischen Maßnahmen begrenzt werden, sondern müssen auf
das weite Feld der mit der Grundkrankheit zusammenhängenden
krankheitsreaktiven und symptomatischen Störungen ausgedehnt
werden. Wir kennen eine Vielzahl emotionaler, affektiver und
vegetativer Symptome der Multiplen Sklerose, die durch direkte
Einwirkung auf das zentrale Nervensystem entstanden sind.

Verschiedene Formen von Entspannungsübungen haben seit
langem Eingang in die Behandlungspläne bei Multiple Sklerose
gefunden. In der Sauerlandklinik finden regelmäßig Gruppenent-
spannungsübungen nach *Feldenkrais* statt. In Einzelfällen kann
auch mit der Fußreflexzonentherapie eine Entspannung erreicht
werden, die aber in der Wirksamkeit zeitlich sehr begrenzt ist.

Übende Verfahren wie Autogenes Training oder Progressive
Muskelrelaxation nach *Jacobson* haben sich bei MS-Patienten
nicht bewährt, weil die zum Ziel gesetzte muskuläre Entspannung bei dieser Krankheit nicht erreichbar ist.

Die mehrdimensionale Wirkung des Respiratorischen Feedback auf die Atmung, die Sinnesorgane, psychovegetative und
vermutlich auch neuroimmunologische Bereiche hebt diese Methode der Tiefenentspannung in seiner Effektivität über alle anderen hinaus.

Material und Methoden

Das Respiratorische Feedback als sinnvolle und vielversprechen-
de Ergänzung des Therapiekonzepts wurde Anfang 1996 in der
Sauerlandklinik Hachen eingeführt. Seitdem wurden 190 MS-Patienten mit dem RFB behandelt. Gruppenbehandlungen mit vier
bis sechs Teilnehmern erfolgen zweimal wöchentlich über jeweils dreißig Minuten. Bettlägerige schwer behinderte Patienten
erhalten das RFB auf ihrem Zimmer dreimal wöchentlich, begin-
nend mit 25 Minuten und Steigerung auf 45 Minuten. Wir verwenden das Gruppentherapiegerät RFB 1515 G. Zur Überdek-
kung unvermeidlicher störender Nebengeräusche lassen wir im
Hintergrund eine leise Relaxationsmusik laufen.

Indikationen zum Einsatz des RFB sehen wir in psychomenta-
ler und psychovegetativer Verspannung, Angst, Unruhe, Schlaf-

störungen, Stimmungslabilität, Spannungskopfschmerz und phobischen Störungen.

Die RFB-Behandlung wird fest in das übliche Therapieprogramm integriert und erfolgt in der Regel am Ende des täglichen Therapieprogrammes.

Vor Beginn der RFB-Behandlung erfolgt ein ausführliches einleitendes Gespräch u. a. auch zur Überprüfung der Motivation. Die Wahl der optischen und akustischen Signale wird dem Patienten freigestellt. Die Behandlungen erfolgen in abgedunkelten und lärmgeschützten Räumen.

Regelmäßig bitten wir die Patienten im Anschluß an die Behandlungen um Mitteilung ihrer Eindrücke und Erlebnisse während des RFB, nach Möglichkeit in Form eines schriftlichen Selbstberichtes. Die Indikationsstellung zur Teilnahme an der RFB-Behandlung bei unseren Patienten ist unabhängig von der Ausprägung der neurologischen Störungen und Ausfälle. Auch Tetraplegiker werden mit einbezogen, sofern eine entspannte Rückenlagerung möglich ist.

Zur Dokumentation führen wir ein Formular für jeden Patienten, auf dem die erforderlichen Daten und Besonderheiten im Verlauf der RFB Behandlung notiert werden.

Ergebnisse

Von den 190 RFB-behandelten MS-Patienten gaben 86 einen schriftlichen Selbstbericht ab. Die verbal übermittelten Erfahrungen der anderen Patienten sind mit denen vergleichbar.

Fünf Patienten schieden nach der ersten RFB-Behandlung aus, davon zwei wegen Zunahme von Unruhe, zwei wegen Rückenschmerzen beim Liegen und einer wegen fehlender Motivation zum RFB.

In der Häufigkeit der Angaben wurden folgende subjektiven Empfindungen und Erlebnisse unter RFB angegeben:

Schwebezustand, kein Bodenkontakt mehr, wohliges Kribbeln im ganzen Körper, Wärme-Strömungen, Lockerheit der Muskulatur, Gefühl von Leichtigkeit und völliger Leere, Ruhe. Losgelöstsein, Freiheit, Abschalten, Fallenlassen, Entkrampfung, Verlust von Raum und Zeit, Abklingen von Schmerzen, angenehmes Erleben (Meer, Sand, Sonne, Surfen) , das Öffnen eines großen Vorhanges, Licht am Ende eines dunklen Ganges, angenehmer Zustand zwischen Schlaf und Wachen, zwischen Hier und Nichts, Ruhigerwerden der Augen und der Augenlider, Gefühl von Abgeschirmtsein, hörbares Lösen von Spannungen.

Klinische Folgen, die auf die RFB-Behandlung zurückzuführen sind

Im neurologischen Bereich Besserung von Schwindel, Tremor, Nystagmus, Sprache, Visus und von Schluckstörungen. In einigen Fällen konnten infolge deutlicher Besserung von Kopfschmerzen und spastikbedingter Schmerzen in den Extremitäten Schmerzmittel reduziert oder ganz abgesetzt werden.

Im vegetativen Bereich beobachteten wir in erster Linie eine nachhaltige Verbesserung des Schlafes mit Einsparung von Schlafmitteln sowie eine psychovegetative Entspannung mit Einfluß auf das Eßverhalten und die Darm- und Blasenfunktion.

Im psychischen Bereich sahen wir nach dem RFB eine Ausgeglichenheit, Stimmungsstabilität, Verbesserung der Belastbarkeit und der Kontaktfähigkeit.

Gegen Ende des stationären Aufenthaltes wurde von vielen RFB-behandelten Patienten angegeben, daß die gleichen Reaktionen und Wirkungen wie während der Übung mit dem Gerät auch dann erreicht wurden, wenn sie sich unter ähnlichen äußeren Bedingungen mit der Absicht der Entspannung hinlegten.

In der Regel erhielten die Patienten acht bis zwölf RFB-Behandlungen. In einzelnen Fällen waren es bis zu dreißig Sitzungen. Ein subjektives Gefühl der Entspannung gaben alle Patienten bereits nach der ersten RFB-Behandlung an. Diese Entspannung hielt über den gesamten Beobachtungszeitraum an. Besserung neurologischer Symptome wie erhöhter Muskeltonus, Bewegungsunsicherheit, Seh-, Sprech- und Schluckstörungen, Nystagmus, Gleichgewichtsstörungen sowie von Schlafstörungen und Schmerzen sahen wir nach vier bis fünf RFB-Behandlungen. Diese Besserungen hielten jeweils Stunden bis Tage an.

Beispiele für Erlebnisberichte

Fall 1:
Beim 1. Mal:
Anfangs nur Konzentration auf das „Meeresrauschen", später dann Gesichter lieber Freunde gesehen – eigene Familie stand abseits. Es waren dort Sand, Klippen und es war herrlich!
Beim 2. Mal:
Schlechter Tag wegen der MS, schnelle Ablenkung durch Nebengeräusche, später dann das Gefühl, durch eine mit wenig Wasser gefüllte schmale Röhre gehen zu müssen. Am Ende war Himmel, bin aber nie dort angekommen.
Beim 3. Mal:
Das Gefühl, über dem Sand, dem Wasser alles nur beobachten zu können. „Alles" uneingeschränkt erleben können – Freiheit.
Beim 4. Mal:
War ich in einem tiefen schwarzen Loch, deshalb mußte ich tief einatmen, damit es wieder hell wurde, ich kam aber nie ganz dort heraus. Im Hellen war es wie raumlos und zeitlos.
Beim 5. Mal:
Das Empfinden, daß ein Mitpatient mich mit offenen Armen empfangen wollte, sein Zimmerkollege riß ihn jedoch immer wieder zurück. (P.S.: Es sind beides nette Patienten, mit denen man auch über ernste Themen reden kann.)
Beim 6. Mal:
So als ob sich ein dunkler Vorhang öffnet und ich kann von oben auf etwas mir noch Verschleiertes sehen, dann öffneten sich nach und nach weitere Vorhänge und am Boden sehe ich, wonach ich schon lange suchte (mein eigenes Ich)!

Es wurde mir klar, daß man (erst recht nicht, wenn man krank ist) nicht nur geben kann und muß, sondern auch mal zurückfordern und nehmen muß.

Fall 2:
Die ersten zweimal habe ich das Licht als störend empfunden und probiert, es mit der Atmung zu unterdrücken.

Ab der dritten Sitzung habe ich das Licht nur noch am Anfang wahrgenommen. Ich verfiel in einen Zustand des Wohlbefindens.

Die Zeit verstreicht, ohne daß man es mitbekommt. Man meint, man hätte sich gerade hingelegt. Bei einer der Sitzungen bin ich mit privaten Problemen hineingegangen und konnte die erste Zeit nicht abschalten, erst in den letzten Minuten. In diesen letzten Minuten durchliefen mich mehrere Stromschläge, eher ein leichter Stromfluß, der im Nacken anfing und bis in die Zehen- und Fingerspitzen lief. Es war ein gleichmäßiger Fluß über den Körper bis in die Zehen. Danach mußte ich mich erst ausruhen. Ca. eine Stunde später waren meine Arme und Beine leichter, die Schmerzen waren weg. Ich konnte gut gehen! Dieses hat sich bis zum nächsten Tag so gehalten. Bei einer anderen Sitzung weiß ich nicht, ob ich geträumt habe oder wach war. Dort sah ich einen Wasserfall mitten in schwarz, später wurde er grün. Es war sehr schön dort. Wenn man sich hinlegt und das Gerät einschaltet, verfällt man nach kurzer Zeit in eine Art Dunkelheit. Man nimmt das Licht und die Töne nicht mehr wahr. Es ist ein angenehmes Gefühl, man fühlt sich geborgen, sicher, schwebend. Man kann nichts sehen und trotzdem ist es einfach wohltuend. Es ist erleichternd. Wenn man regelmäßig teilnimmt, fühlt man sich wohler. Man wird auch mit Problemen besser fertig. Man empfindet kleinere Störungen oder Schmerzen nicht mehr als so wichtig bzw. schlimm. Man ist der MS gegenüber gelassener.

Fall 3:

Am Anfang empfand ich die Lichtzeichen und die Geräusche nicht gerade als angenehm. Die Wahrnehmung der Nebengeräusche wurde sofort aufgenommen und als störend empfunden. Dann fühlte ich mich aber weitaus besser und wohler. Ich war im ganzen entspannter. Nach zwei weiteren Sitzungen habe ich die äußeren Störungen gar nicht mehr wahrgenommen. Das Licht und die Geräusche wirken sich sehr gut auf meinen Körper aus. Ich war im ganzen ruhiger und gelassener, fühlte mich wohler und habe ein sehr positives Gefühl. Je öfter ich an den Sitzungen teilgenommen habe, desto besser und schneller konnte ich abschalten. Während ich am Anfang zehn Minuten brauchte, ging es mittlerweile mit dem Aufsetzen der Brille los. Beim Abschalten dachte ich an gar nichts, bin frei von allen Gedanken und gelange mit meinem Körper in ein Nichts. Ein Zustand zwischen Hier und gar Nichts. Eine große schwarze Grube, aus der ich nicht heraus-

komme, aber auch gar nicht herauskommen will. Ich bin dabei in einem Schwebezustand, den ich als äußerst angenehm empfinde. Nach der Sitzung brauche ich noch eine halbe bis eine Stunde, um wieder hier zu sein. Ich bin während der Behandlung in einem Schlafzustand, obwohl ich gar nicht schlafe. Erst durch das Abnehmen der Brille komme ich wieder in die Wirklichkeit zurück. Ich bin die ganze Zeit abgeschaltet und genieße die Ruhe, die Freiheit, die man sonst als Patient nicht hat. Wenn ich richtig abschalte, verspüre ich von Zeit zu Zeit einen Stromfluß durch meinen Körper. Ich kann sagen, daß das Atem-Feed-Back meinem Körper sehr gut tut und ich viel entspannter, ruhiger und gelassener bin. Das Gehen fällt mir leichter und ich fühle mich auch von der Psyche her besser als zuvor.

Fall 4:
Beim Atem-Feedback kann ich mich wunderbar entspannen. Meine Gedanken werden immer zu schönen, entspannenden Situationen gelenkt. Manchmal bin ich auf einem Boot, manchmal am Strand oder im Wasser. Die Gefühle sind so intensiv, daß ich glaube, ich liege in der Sonne. Meine Beine sind dann heiß. Nach einigen Minuten werden meine Augen ruhiger. Die Lider hören auf zu flattern. Mein ganzer Körper wird ruhig und entspannt. Sonst habe ich Schwierigkeiten, solange ruhig zu liegen. Beim Atem-Feedback vergeht die halbe Stunde wie im Flug. Ich schlafe zwar nicht, aber ich habe am Ende oft das Gefühl, als wären erst ein paar Minuten vergangen. Danach sind meine Augen besser. Das Zittern und Wackeln meiner Augen ist dann weg. Ich kann besser lesen. Auch innerlich bin ich sehr viel ruhiger.

Falle 5 :
1. Übung:
Muskelzucken im linken Arm, kurzes Zucken im rechten Bein, wie kurz vor dem Einschlafen, Entspannung, ruhiges Atmen.
2. Übung:
Flaches, ruhiges Atmen – Traum. Ich liege am Strand, meine Fußsohlen bohren sich in den Sand, die Beine sind ganz schwer. Nach dem Aufwachen tiefes Luftholen. Das Gehen war danach leicht und schwebend.

3. Übung:
Beine und Arme sind losgelöst, abgelegt neben dem Körper und
unwahrscheinlich schwer. Ich lasse mich ganz tief fallen.
4. Übung:
Kribbeln der Füße, Wärme durchströmt Arme und Beine. Ich hole
mit dem rechten Arm weit aus und werfe einen Ball.
5. Übung:
Leichtes Zucken der rechten Gesichtshälfte, Entspannung.
6. Übung:
Sofortige Entspannung, Kribbeln und Wärme in den Füßen. Die
Füße lösen sich im Sand auf und fließen davon. Kopfschmerzen
klingen ab. Ruhepausen von ca. einer Stunde bringen volle Ent-
spannung, Lockerheit, Ruhe. Ich lasse mich fallen, ich kann bes-
ser gehen.

Diskussion

Das Respiratorische Feedback ist eine sinnvolle und erfolgver-
sprechende Bereicherung des auf medikamentöse Behandlung
und physiotherapeutische Maßnahmen orientierten Therapiekonzepts der Multiplen Sklerose. Es ist geeignet, die Lücke in der
psychotherapeutischen Versorgung der MS-Patienten zu schließen. Vorteile gegenüber anderen Entspannungsmaßnahmen liegen sowohl in der mehrdimensionalen Wirkung auf zentrale neurovegetative Abläufe, als auch in der rasch einsetzenden Tiefenentspannung bei unkomplizierter Anwendbarkeit und möglichem
Einsatz auch bei schwer- und schwerstbehinderten Patienten.

Die im vorliegenden Beitrag dargestellten RFB-Behandlungen erfolgten an MS-Patienten während ihres stationären Aufenthaltes in der Klinik. Eine besondere Auswahl erfolgte nicht. Die
Ausprägung der vorliegenden neurologischen Störungen oder der
Krankheitsverlauf hatten keinen Einfluß auf die Einbeziehung in
die RFB-Therapie. Mit dem Respiratorischen Feedback können
bei MS-Kranken deutliche Verbesserungen einzelner neurologischer Störungen, besonders jedoch vegetativer und psychischer
Veränderungen erreicht werden.

Das Respiratorische Feedback erleichtert den Patienten über
den erreichten Entspannungseffekt die Krankheitsbewältigung

und die Öffnung zu weiterarbeitender psychotherapeutischer Begleitung.

Die ausgleichende, stabilisierende und regenerierende Wirkung des RFB bei MS-Patienten ist pathophysiologisch auf die passive Optimierung von Atmung und Mikrozirkulation und die Verbesserung neuronaler Impulsübertragungen im zentralen Nervensystem zurückzuführen. Gleichermaßen wirkt sich die psychomentale Entspannung positiv auf die gestörten neurovegetativen Funktionen bei dieser Krankheit aus.

Nach unseren Erfahrungen in der Therapie der MS sind vergleichbare Effekte weder durch medikamentöse Behandlung noch durch andere Entspannungsübungen erreichbar.

Ausblick

Bei der vorliegenden Arbeit handelt es sich um einen Erfahrungsbericht über die erstmalige breite Anwendung des Respiratorischen Feedback in der stationären Therapie von Multiple-Sklerose-Patienten in einer MS-Spezialklinik.

Die dargestellten Ergebnisse geben Anlaß, anhand einer wissenschaftlichen Studie die Effektivität des RFB in der MS-Therapie zu evaluieren.

Neuroelektrophysiologische und psychometrische Vergleichsuntersuchungen mit nicht RFB-behandelten MS-Patienten sind geeignet, den therapeutischen Einsatz des Respiratorischen Feedback bei dieser Krankheit wissenschaftlich fundiert zu begründen.

KAPITEL 10

Technik und Händlernachweis

von

HORST K. A. MANSHAUSEN

Das RFB in der Einzeltherapie (Abb. 10.1)

Allgemeine Voraussetzungen

Für die Anwendung des RFB sollte ein möglichst ruhiger, gemütlicher Raum vorhanden sein, der nicht sonderlich groß sein muß. In den psychotherapeutisch ausgerichteten Praxen und in den Kliniken ist die Raumfrage kein Thema. In der Praxis des niedergelassenen Allgemeinarztes etc., fehlt oft ein spezieller Raum zum RFB. Hier bietet sich der EKG-Raum an, ist doch die EKG-Liege die breiteste in diesen Praxen. Im Übrigen werden EKGs meistens nach Termin gemacht, so daß dieser Raum dann auch zusätzlich für die RFB-Therapie gut zu nutzen ist (ökonomischer Aspekt).

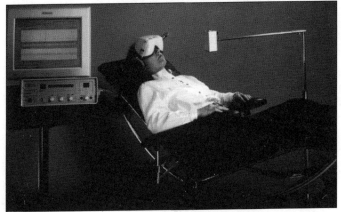

Abb. 10.1: RFB-Einzeltherapie mit Signalkappe

Der Raum muß nicht schalldicht sein. Normale Alltagsgeräu-
sche tangieren den Patienten während der RFB-Übung kaum.
Schrilles Telefonklingeln, Türenschlagen etc., stören allerdings
beträchtlich.

Mindeststandard für die Therapieliege

Die Couch oder Liege sollte breit und bequem sein und im Kopf-
und Liegeteil verstellbar. Vorstehend wurde bereits die breite
EKG-Liege als geeignet genannt. Gänzlich ungeeignet dagegen
sind die „normalen" Untersuchungs- und Behandlungsliegen. Sie
sind zu schmal und zu hart. Zum Wohlfühlen des Patienten und

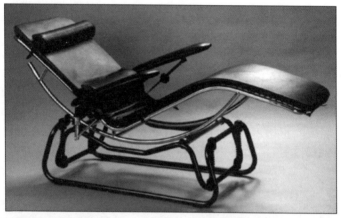

Abb. 10.2: BIOSWING Psychotherapie- und Entspannungsliege

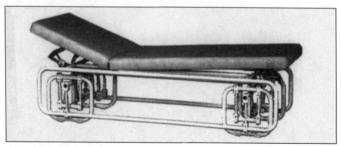

Abb. 10.3: BIOSWING Multifunktionsliege

zur Durchführung einer Entspannungstherapie sind sie ungeeignet.

Vorzüglich haben sich bei allen Anwendungen, die längeres Liegen erfordern, die **BIOSWING**-Liegen bewährt.

Geräteausstattung

Das Standardgerät zur RFB-Therapie in Klinik und Praxis ist das international patentierte[1] Aufbausystem **Leunomed**®[2] **rfb 5000 S** – Geräteklasse I, MPG – das in enger Zusammenarbeit von Ärzten und Technikern unter der Leitung von Professor Dr. med. *Hanscarl Leuner* an der Universität Göttingen entwickelt wurde.

Das Aufbausystem **(Abb. 10.4)** besteht aus:

1. dem **Steuergerät**, welches die Bauchatmung des Patienten in synchrone Licht- und Tonsignale umwandelt, integriertem Entspannungsrechner **EM 5000,** Leuchtbandanzeige zur Kontrolle der Bauchatmung, Timer für Behandlungszeit, Empfindlichkeitsregler für Atemabtastung, Wahlschalter für Tonmodul (Meeresrauschen oder Dreiklang-Orgelton) und Umschaltung auf MC/CD-Player, Lautstärkeregler für Feedbackton, Wahlschalter zur Einstellung des Feedbacksignals „mit/ohne Reizpause", vorgerüstet ein PC-Interface für das Meß- und Speicherprogramm **Leunosoft**®,

2. der **Multifunktions-Signalkappe**, mit integrierten Signallämpchen und Kopfhörern, unter der der Patient seine Atmung synchron als Licht- und Tonsignal erlebt, Regler zur stufenlosen Einstellung der Signale. Bei Angstpatienten etc. auch als externer Kopfhörer in Verbindung mit der externen Spotlight-Signallampe zu verwenden **(Abb. 10.5),**

3. dem **UV-Sensor**, der berührungslos die Bauchatmung abtastet, Kontrolleuchten zur exakten Einstellung des Abtast-(Arbeits-)bereiches. Wahlschalter zur Einstellung für Betonung der Signale auf Ein- oder Ausatmung. Spotlight-Lampe als externe Signallampe,

---

1. Dt. Patent Nr. 34 42 174.2-09 / US-Patent Nr. 4 665 926.

2. Leunomed und Leunosoft sind eingetragene Warenzeichen der MFB GmbH, Göttingen

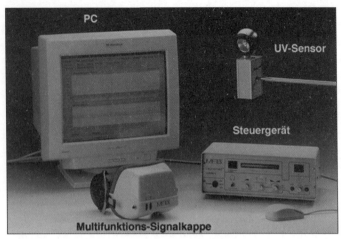

Abb. 10.4: Aufbausystem **Leunomed rfb 5000 S** (mit PC-Ausstattung)

4. dem **Teleskop-Bodenstativ**, das den UV-Sensor trägt und auf den individuell erforderlichen Arbeitsbereich eingestellt werden kann.

5. Erweiterung: AD-Wandler, Software **Leunosoft**®, Dongle, PC mit Bildschirm und Drucker zur Darstellung der Entspannungs- und Atemkurve in Echtzeit und Speicherung in integrierter Patientendatei zur Kontrolle und Dokumentation.

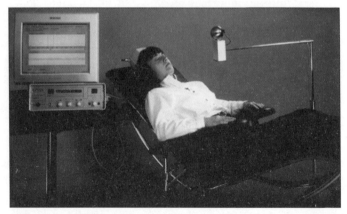

Abb. 10.5: RFB-Einzeltherapie mit externer Signallampe und Kopfhörer

**Die Objektivierung der RFB-Therapie mit dem
Entspannungsrechner EM 5000 und Leunosoft®**

Die Bedeutung der Objektivierung und Dokumentation therapeutischer Anwendungen und Ergebnisse nimmt in der heutigen Zeit einen hohen Stellenwert ein. Für den therapeutischen Alltag bedeutet dies aber auch vor allem einen nicht zu unterschätzenden administrativen und persönlichen Aufwand, der im Zuge des stetig steigenden Kostendrucks im Gesundheitswesen nur noch sehr schwer zu vertreten ist.

Die Messung der psycho-physischen Entspannung ist herkömmlich an die Ableitung des Elektromyelogramms (EMG) oder Elektroencephalogramms (EEG) gebunden[3]. Beide Methoden (EMG, EEG) beanspruchen einen hohen Aufwand an Apparaten und Personal und sind daher für die Mehrzahl der niedergelassenen Ärzte in der Regel nicht verfügbar. Zudem ist die Applikation der Elektroden nicht nur umständlich und zeitaufwendig, sondern belästigt auch den Patienten.

Die Arbeitsweise des Entspannungsrechners EM 5000 liegt die Erkenntnis zugrunde, daß mit zunehmender psycho-physischer Entspannung sich eine ganz charakteristische Atemkurve ergibt: die exspiratorischen Pausen werden größer. Die in **Abb. 10.6** schematisch dargestellte Atemkurve zeigt eine normale Ruheatmung. Die jeweils auftretenden Atempausen sind etwa gleich lang. Im Vergleich dazu **Abb. 10.7** die schematisch dargestellte Kurve einer entspannten Abdominalatmung mit einer im Verhältnis zur inspiratorischen Pause nun sehr stark verlängerten exspiratorischen Pause.

In der Tiefenentspannung kann die Veränderung der exspiratorischen Pause das 7-fache einer normalen Ruheatmung betragen. Diese extrem lange exspiratorische Pause ist unabhängig von den zufälligen Änderungen der Atemfrequenz und -amplitude und ein charakteristisches Stereotyp der Entspannungsatmung. Der in der Tiefenentspannung veränderte Bewußtseinszustand mit seinen charakteristischen langsamen Gehirnwellen (Theta- und Delta-Frequenz) und der Herabsetzung des Muskeltonus, sowie der autonomen Innervationen, korreliert mit dem

---

3. Die Messung des Hautwiderstandes (Lügendetektor) kann die therapeutisch wirksame Tiefenentspannung nicht registrieren.

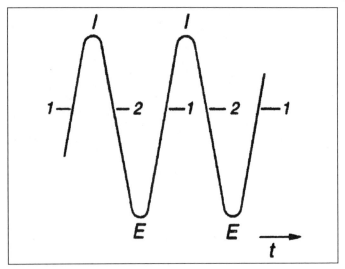

Abb. 10.6:   Normale Ruheatmung*
Erläuterung: I = inspiratorische Pause, E = exspiratorische Pause,
1 = Inspiration, 2 = Exspiration, t = Zeit

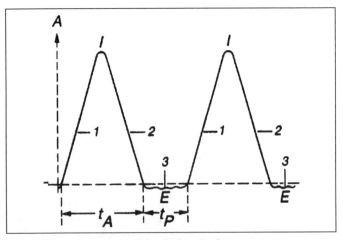

Abb. 10.7:   Entspannte Abdominalatmung*
Erläuterung: A = Atemamplitude, I = inspiratorische Pause,
E = exspiratorische Pause (3), 1 = Inspiration, 2 = Exspiration, 3 = s.o.
(E), t_A = Zeitspanne Inspiration – Exspiration, t_P = Zeitspanne exspiratorische Pause

*   s. a. Patentschrift

vom Entspannungsrechner EM 5000 ermittelten hohen Entspannungskoeffizienten (EQ).

Der Rechner berechnet nach der Formel

$$\frac{TP - TA}{TA + TP} \times 100 = EQ$$

die vom Sensor kommende, in ein elektrisches Signal umgesetzte Atemkurve in zwei Zeitteile so, daß das Integral des Atemhubes über die Zeit für beide Teile gleich groß ist. Dann ermittelt er das Verhältnis aus der Differenz zur Summe der beiden Zeitteile und bildet kontinuierlich den Mittelwert des Verhältnisses, welcher, mit einem Kalibrierfaktor multipliziert, digital als Entspannungskoeffizient (EQ) im Display des Steuergerätes vom **Leunomed®** **rfb 5000S** permanent in Echtzeit angezeigt wird.

Am Ende jeder Therapiesitzung wird der höchst erreichte Wert angezeigt und bleibt so lange im Display stehen, bis das Gerät für eine neue Sitzung gestartet, bzw. ausgeschaltet wird.[4]

Für den anspruchsvollen Therapeuten besteht mit dem benutzerfreundlichen Softwarepaket **Leunosoft®** und einem PC die Möglichkeit, während einer RFB-Sitzung die Atemkurve und den vom Entspannungsrechner ermittelten Entspannungskoeffizienten als Entspannungskurve, in zwei separaten Fenstern auf dem Bildschirm in Echtzeit darzustellen. Interessierende Segmente der Entspannungskurve können ausgewählt und mit den analogen Abschnitten der Atemkurve verglichen werden.

Abb. 10.8 zeigt das Datenblatt vom Verlauf der RFB-Sitzung einer in der Entspannung geübten Patientin. Das obere Fenster (Entspannungskoeffizienz) zeigt den Verlauf der Entspannungskurve der 30-minütigen Sitzung und zeigt mit Maximum den höchst erreichten Entspannungskoeffizienten als Zahlenwert – in diesem Fall 54 (EQ) – an.

Das untere Fenster (Atemamplitude) zeigt einen ausgewählten 3-minütigen Abschnitt der Atemkurve im Zeitraum 08:20 bis 11:20 Min:Sek, der im oberen Fenster mit der Entspannungskurve durch 2 senkrechte Linien gekennzeichnet ist. Entspannungs- und Atemkurve zeigen den typischen Kurvenverlauf in der Tiefenentspannung und stimmen mit der subjektiven Aussage der Patienten überein.

---

4. siehe Patentschrift: Klaumünzer, H. (1984) D8.3442/742

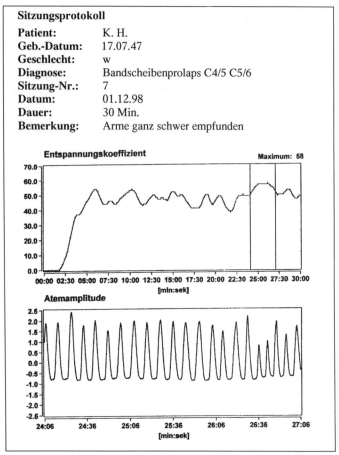

Sitzungsprotokoll

Patient:	K. H.
Geb.-Datum:	17.07.47
Geschlecht:	w
Diagnose:	Bandscheibenprolaps C4/5 C5/6
Sitzung-Nr.:	7
Datum:	01.12.98
Dauer:	30 Min.
Bemerkung:	Arme ganz schwer empfunden

Abb. 10.8: Aufzeichnung der Atem- und Entspannungskurve bei einer RFB-Sitzung*

* Froböse, I. (1998), Dt. Sporthochschule Köln: Untersuchung der Einsatz-
möglickeit des RFB im Rahmen der ambulanten orthopädisch-traumatologi-
schen Rehabilitation.

Alle erfaßten Patientendaten können automatisch in einer
elektronischen Kartei chronologisch sortiert abgespeichert werden und sind, z.B. für Verlaufskontrollen, jederzeit wieder abruf-
bar.

Das RFB in der Gruppentherapie (Abb. 10.9)

Räumliche Anforderungen und Ausstattung

Der Raum sollte so gross sein, dass bis zu acht Personen sternför-
mig oder in 2 Reihen zu 4 Personen liegen können. In den Praxen
und Kliniken, die auch andere Gruppentherapien anbieten, werden diese Räumlichkeiten ebenfalls für das Gruppen-RFB genutzt.

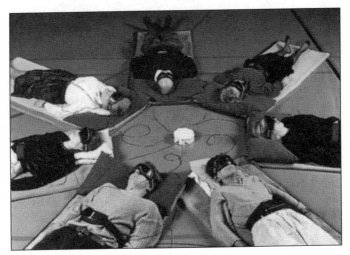

Abb. 10.9: RFB-Gruppentherapie

Geräteausstattung (Abb. 10.10):

In der RFB-Gruppentherapie ist das **Leunomed® rfb 1515 G**[5] –
Geräteklasse I, MPG – das Standardgerät und besteht aus dem
Basismodell:

---

5. Eine Objektivierung mittels Entspannungsrechner oder Mess- und Speicherprogramm Leunosoft ist bei der Gruppentherapie nicht möglich.

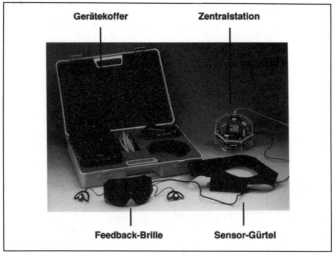

Abb. 10.10: Gruppengerät **Leunomed**® **rfb 1515 G** (Grundgerät)

– Zentralstation mit Stromversorgung für maximal 8 Patienten-
  steckplätze
– 3 Patienteneinheiten (Feedbackbrille und Sensor-Gürtel)
– Gerätekoffer
– Erweiterung: 5 Patienteneinheiten, Gerätekoffer.

Die Atmung wird im Gegensatz zum Einzeltherapie-Gerät
nicht mit einem berührungslosen UV-Sensor abgetastet. Es werden hochsensible Gurtsensoren verwendet.

*Das Sensorkästchen wird oberhalb des Bauchnabels plaziert
und mit einem um den Körper geführten Klettenband an der auf
dem Kästchen befindlichen Sensorzunge befestigt (Abb. 10.11).
Dabei ist zu beachten, dass die Zunge des Sensors in einem Win-
kel von mindestens 30 Grad vom Gehäuse absteht, damit eine
exakte Messung gewährleistet ist. Bei der Inspiration drückt der
straffer werdende Gürtel die Zunge herunter, bei der Exspiration
vermindert sich der Druck wieder. Dadurch verändert sich ein
im Sensor befindliches Magnetfeld. Durch die hohe Sensibilität
ist ein sehr sanftes Einsetzen und Abklingen der Signale gewährleistet.*

Am Sensorkästchen befinden sich ausserdem die Regler für
Intensität von Licht und Ton, der Wahlschalter der Tonmodule

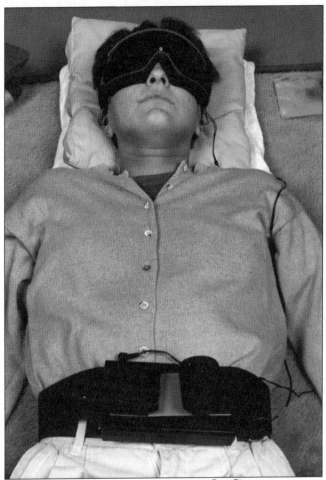

Abb. 10.11: Patienteneinheit zum **Leunomed® rfb 1515 G**

(Meeresrauschen, Dreiklang-Orgelton), das Verbindungskabel mit Diodenstecker zur Zentraleinheit und die Steckbuchse für das Kabel der Feedback-Brille.

Die **Feedback-Brille** hat auf der Innenseite zwei Leucht-dioden für das Lichtsignal und seitlich Ohrhörer für das Ton-signal. Aussen ist eine Leuchtdiode, die dem Therapeuten als Kontrolleuchte dient. Das aus der Brille herausführende Kabel dient als Verbindung zum Sensor.

Händlernachweis für Geräte und Liegen

MFB – Gesellschaft für **Medizinische Feedback-Geräte GmbH**
Herstellung und Vertrieb medizinischer Geräte
Geismarlandstr. 101, D-37083 Göttingen
Tel. 0551-76874, Fax 0551-71634
E-Mail: mfb@v-d-t.de

HAIDER BIOSWING
Sitz- u. Ruhemöbel GmbH
Dechantseeser Str. 4, D-95704 Pullenreuth
Tel. 09234-99220, Fax 09234-992266
E-Mail: haider-bioswing@e-haider.de

Apparatezentrum der Testzentrale
Hogrefe-Verlag GmbH & Co.KG
Rohnsweg 25, D-37085 Göttingen
Tel. 0551-49609-37/38/40, Fax 0551-49609-88
E-Mail: apparatezentrum@hogrefe.de

SOM-Gerätebau GmbH
Ober-Mettelbach 7, D-71540 Murrhardt
Tel. 07184-2130, Fax 07184-2433
E-Mail: info@www.som-biofeedback.com

VDT Psychologie- & Medizinvertrieb
Reinholdstrasse 3, D-37085 Göttingen
Tel. 0551-704869, Fax 0551-704822
E-Mail: vertrieb@v-d-t.de

MFB-Alleinvertrieb für Österreich und Italien:
Mechtler-Gesundheitstechnik
Freistädter Str. 16, A-4040 Linz
Tel. und Fax 0043-(0)732-714-210
E-Mail: mechtler.ght@nusurf.at

MFB-Alleinvertrieb für Nord- und Südamerika:
DHD Healthcare
One Madison Street
Wampsville NY-13163, USA
Tel. 001-315-697-22121, Fax 001-315-697-5191
E-Mail: rexn@dhd.com

Die Autoren

Barolin, Gerhard S. , Univ.-Prof. Dr. Dr. hc.
Vorstand des Instituts für Neuro-Rehabilitation und -Prophylaxe
Gallmiststr. 29
A-6800 Feldkirch
Tel.: +43 [0]5522-735 01, Fax: +43 [0]5522-735 12

Bergdorf, Arnold, Dr.
Diplom-Psychologe
Forchstr. 239
CH-8032 Zürich-Züriberg
Tel.: +41 [0]1-422 40 80, Fax: +41 [0]1-422 40 84

Horinek, H., Dr. med.
Arzt für Allgemeinmedizin
Fischkasten 6
D-86650 Wemding
Tel.: +49 [0]9092-394

Horn, A., Dr. med.
Arzt für Neurologie
Sauerlandklinik Hachen
D-59846 Sundern-Hachen
Tel.: +49 [0]2935-80 80

Hörnlein-Rummel, H., Dr. med.
Nervenarzt – Psychotherapie
Haarenufer 3
D-26013 Oldenburg
Tel.: +49 [0]441-248 84 99

Leuner, H., Prof. Dr. med. (†)
ehem. Vorstand der Psychotherapeutischen Abteilung
der Universität Göttingen

Loesch, Wolfgang, MR Dr. med.
Facharzt für Psychotherapeutische Medizin
Facharzt für Allgemeinmedizin
Großbeerenstraße 139
14482 Potsdam
Tel.: +49 [0]331-7 48 72 08, Fax: +49 [0]331-7 48 72 09

Mader, Frank H., Dr. med.
Arzt für Allgemeinmedizin
Talstrasse 5
D-93152 Nittendorf
Tel.: +49 [0]9404-12 05, Fax: +49 [0]9404-18 57

Manshausen, Horst K. A.
Im kleinen Feld 7
D-37249 Hermannrode
Tel. und Fax: 05504-249

Schenk, Christoph, Dr. med.
Nervenarzt – Psychotherapie
Lotter Str. 5
D-49078 Osnabrück
Tel.: +49 [0]541-404 67 11, Fax: +49 [0]541-404 67 12

Wätzig, Helga, Dr. med.
Nervenärztin – Psychotherapie
Bergstr. 5
D-78628 Rottweil
Tel.: +49 [0]741-437 47, Fax: +49 [0]741-66 07

Biofeedback

& Physiologische Messdatenerfassung

Wir bieten Ihnen für den Bereich des Biofeedbacks ein umfassendes und interessantes Spektrum von Geräten vom Heimtraining bis hin zum System für die Klinik.

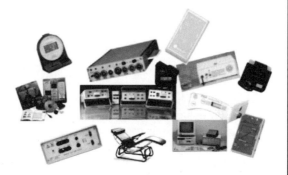

Physiologische Messdatenerfassung ist bei uns nicht auf den Untersuchungsraum beschränkt. Denn neben Praxisgeräten bieten wir Ihnen die Möglichkeit, die Daten auch in der Umgebung des Patienten oder dort, wo es die Fragestellung sinnvoll macht, zu erheben.

Falls Sie weitere Informationen wünschen, fordern Sie unseren Hard- und Softwarekatalog an.

 Apparatezentrum

Rohnsweg 25, D-37085 Göttingen • Tel. (05 51) 4 96 09-38/37
Fax: -88 • http://www.hogrefe.de • apparatezentrum@hogrefe.de

Leuner, Hanscarl

Die experimentelle Psychose

Ihre Psychopharmakologie,
Phänomenologie und Dynamik
in Beziehung zur Person
Nachdruck der Ausgabe
Berlin 1962
1997 • 275 S. • Hc • 20 Abb.,
3 Tab., zahlr. Strukturformeln
17 x 24 cm • dt.
ISBN 3-86135-452-7

Für Hanscarl LEUNER war die Forschung mit Halluzinogenen eine große Herausforderung. Das Paradigma der sogenannten Modellpsychose war in der klassischen Psychiatrie bereits seit den 20er Jahren von Kurt BEHRINGER etabliert worden und versprach neue Einsichten in die Biochemie und Physiologie des normalen und pathologischen menschlichen Verhaltens, insbesondere in der Schizophrenieforschung. Der streng phänomenologisch orientierten Psychopathologie versuchte LEUNER eine psychologische Phänomenologie gegenüberzustellen. Zum Vergleich zwischen Schizophrenie und den psychopathologischen Phänomenen der experimentellen Psychose arbeitete LEUNER in dieser 1962 erstmals erschienenen Monographie „psychische Schlüsselfunktionen" unter der Wirkung von Halluzinogenen heraus.

Die Psychiatrie in der Bundesrepublik befand sich Anfang der 60er Jahre noch in einem beklagenswerten Zustand. Insofern war die Sichtweise LEUNERs seiner Zeit weit voraus und kann 35 Jahre später noch als moderner wissenschaftlicher Denkansatz gelten. Diese Monographie, die als Habilitationsschrift vorgelegt wurde, ist daher auch in der heutigen Zeit ein Zeugnis der großen Energie und Leistungsfähigkeit LEUNERs und kann als Ansporn für jetzige und kommende Wissenschaftler auf dem Gebiet der experimentellen Psycho(patho)logie dienen.

(Leo HERMLE, aus dem Geleitwort)

SANFTES SCHWINGEN:
DIE URBEWEGUNG DES MENSCHEN BRINGT HARMONISCH - GANZHEITLICHE ENTSPANNUNG

Das BIOSWING-System erhält feinnervig alle entspannenden Impulse des Organismus und gibt sie rückkoppelnd an den Körper wieder zurück.

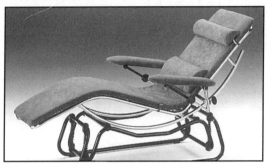

Diese Effekte des mit dem Bayerischen Staatspreis für Innovation ausgezeichneten Systems bestätigt auch ein Test des Max-Planck-Instituts für Rationelle Psychologie in München.

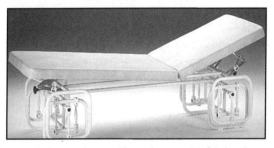

Weitere Informationen über das zusätzliche Gesundheitssitz- und Therapiesysteme-Programm erhalten Sie bei:

HAIDER® **BIOSWING**

Gesundheitssitz- und Therapiesysteme GmbH
D-95704 Pullenreuth
Tel. **09234-9922-0**
Fax 09234-**992266**
www.**bioswing**.de
haider-bioswing@e-haider.de

Psychotherapie und religiöses Erleben

Psychotherapie und **religiöses** Erleben

Ein Symposion über religiöse Erfahrungen
unter Einfluß von Halluzinogenen

herausgegeben von
HANSCARL LEUNER

ꟻꟽ

Psychotherapie und religiöses Erleben

Ein Symposion über
religiöse Erfahrungen
unter Einfluß von Halluzinogenen

Hg.: Leuner, Hanscarl
Nachdruck der 1972 unter
dem Titel ‚Religion und
die Droge‘ in Stuttgart
erschienenen Ausgabe
1996 • 146 S. • 6 Fig. u.
Tab. • 12,5 x 20 cm • dt.
ISBN 3-86135-451-9

Dem Problem des Drogenmißbrauchs steht ein anderes, weniger beachtetes Phänomen gegenüber: die
Möglichkeit, sich mittels Halluzinogenen ein neues
religiöses Erleben zu verschaffen.
Nach einer kurzen Einführung in die Techniken reli-
giöser Ekstase behandeln religionspsychologische,
tiefenpsychologische und theologische Fachleute aus
Europa und den USA die Themen: Drogenkulte der
Indianer, religiöse Erfahrungen unter Drogeneinfluß,
therapeutische Aspekte und Resultate, tiefenpsychologische und theologische Interpretationen.

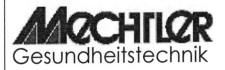

MECHTLER
Gesundheitstechnik

A-4040 LINZ, Freistädterstraße 16
Tel. u. Fax: ++43-(0)70-71 42 10
E-Mail: mechtler.ght@nusurf.at

Ihr Partner bei komplementärmedizinischen Fragen:

- **Entspannungstherapie**

- **VEGATEST**

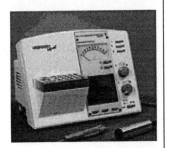

- **System-Informations-Therapie**

- **Farbtherapie**

- **Soft-Laser-Therapie**

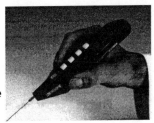

- **Colon-Hydro-Therapie**

- **Sauerstoff-Ozon-Therapie**

Vertretungen:
Vega, Jürs, Reimers+Janssen, MFB, MDT-Bioelectronics

Welten des Bewußtseins

Schriftenreihe des Europäischen Collegiums für Bewußtseinsstudien (ECBS)

Band 1: Ein interdisziplinärer Dialog

1993 • 180 S. • zahlr., z.T. farb. Abb. u. Tab. • 14,8 x 21 cm • dt.
ISBN 3-86135-400-4
Hg.: Dittrich, Adolf / Hofmann, Albert / Leuner, Hanscarl

Dieser einleitende Band gibt einen Überblick über die hauptsächlichen Wissenschaftsgebiete, mit denen das ECBS befaßt ist. Namhafte Autoren berichten über veränderte Bewußtseinszustände im Kulturvergleich, deren naturwissenschaftliche Grundlagen und ihre Bedeutung für die Psychotherapie.

Band 2: Kulturanthropologische und Philosophische Beiträge

1993 • 163 S. • 6 Tab. • 14,8 x 21 cm • dt. • ISBN 3-86135-401-2
Hg.: Dittrich, Adolf / Hofmann, Albert / Leuner, Hanscarl

Bekannte Fachvertreter berichten über traditionelle Heiler und ihre Methoden und befassen sich mit religiösen Erfahrungen und Meditation. Religiöse Erfahrungen, Meditation und neuere Forschungen über Nah-Tod-Erfahrungen und außerkörperliche Erlebnisse sind weitere Themenschwerpunkte.

Band 3: Experimentelle Psychologie, Neurobiologie und Chemie

1994 • 232 S. • zahlr., z.T. farb. Abb. u. Tab. • 14,8 x 21 cm • dt.
ISBN 3-86135-402-0
Hg.: Dittrich, Adolf / Hofmann, Albert / Leuner, Hanscarl

Bedeutende Wissenschaftler berichten über neuere und eigene Ergebnisse aus der Forschung über Modellpsychosen und über differentielle Psychologie außergewöhnlicher Bewußtseinszustände.

Band 4: Bedeutung für die Psychotherapie

1994 • 242 S. • Abb. • 14,8 x 21 cm • dt. • ISBN 3-86135-403-9
Hg.: Dittrich, Adolf / Hofmann, Albert / Leuner, Hanscarl

Veränderte Bewußtseinszustände gewinnen in der Psychotherapie zunehmend an Bedeutung, nachdem Feldstudien gezeigt haben, daß ein großer Prozentsatz psychotherapiebedürftiger Patienten mit konventionellen Therapiemethoden nicht erreichbar ist. Berichtet wird über verschiedene Ansätze und Erfahrungen sowie behandlungstechnische Fragen mit Fallbeispielen.

Vol. 5: Abstracts and Selected Papers

1st International Congress of the European College for the Study of Consciousness (ECSC), Göttingen (Germany), Sept. 24–27, 1992
Ed.: Schlichting, Michael / Leuner, Hanscarl
1995 • 260 p. • 25 Abb., 12 Tab. • 14,8 x 21 cm • engl. • ISBN 3-86135-406-3

Vol. 7: Multidisziplinäre Entwürfe

2. Int. Kongreß d. ECBS / 2nd Int. Congress of the ECSC, Heidelberg, Feb. 22-25, 1996
Hg./Ed.: Verres, Rolf / Leuner, Hanscarl / Dittrich, Adolf
1998 • 180 S. • 27 Abb. u. Tab. • 14,8 x 21 cm • dt. u. engl. • ISBN 3-86135-409-8

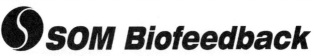

SOM Biofeedback
Entwicklung und Herstellung
von Biofeedbackgeräten seit 1980

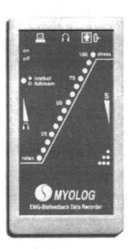

Heimtrainer
einfache Bedienung, preisgünstig
MYO-Trainer 2000® für EMG
RELAXO-Trainer 2000® für
Hautwiderstand und Temperatur

MYOLOG®
EMG-Biofeedback mit Speicher
Überwachung und Dokumentation
Biofeedback am PC

Biofeedback 8000®
multimediales Mehrkanalgerät für
Atmung, EMG, EEG, Puls,
Hautwiderstand und Temperatur
Biofeedback am PC
Bilder, Klänge, Animationen
Auswertung und Dokumentation

Vorzüge von SOM Biofeedbackgeräten
Anleitung und Software in deutsch
ausgezeichnetes Preis-/Leistungsverhältnis
hohe Patientensicherheit
Zertifikation nach MPG

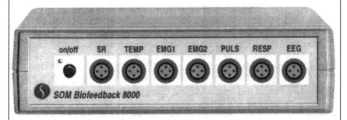

Ausführliche Informationen erhalten Sie unter
www.som-biofeedback.com
fon 07184-2130, fax 07184-2130

Weitere Publikationen im VWB–Verlag

Lorenz, Siegfried
Imaginative Meditation –
Der Schlüssel zum Tor der Selbsterkenntnis
Anleitungen und Übungen, die das Bewußtsein fördern, Energieblockaden
auflösen und zur Selbstheilung führen
1997 • 142 S. • 12,5 x 20 cm • dt. • ISBN 3-86135-042-4

Energieblockaden können durch verdrängte Gefühle wie Angst, Schuld, Haß,
traumatische Erlebnisse und verinnerlichte negative Verhaltensmuster verursacht
werden. Das Ziel der imaginativen Meditation ist, über den Weg einer tieferen
Bewußtwerdung Körper, Seele, Geist, Emotion und Spiritualität zu revitalisieren
und von innen heraus zu verwandeln. Dabei können auch unbewußte Kräfte an-
gerührt werden, die nicht nur innere, sondern auch äußere Veränderungen in Bewegung setzen.

Lorenz, Siegfried
Die Kraft der kreativen Imagination
Wie das Erleben der inneren Bilder zu Wandlung und Heilung führt
1996 • 108 S. • 25 z.T. farbige Abb. • 14,8 x 21 cm • dt. • ISBN 3-86135-023-8

Da Heilung ein innerer Prozeß ist und mit unserem Unbewußten zu tun hat, ist es
wichtig, daß der Mensch sich auf den inneren Weg macht, um sich selbst zu erfahren und sich selbst zu erkennen. Imaginationstherapie kann eine Hilfe auf der
Reise zu uns selbst sein. Sie kann uns helfen, unseren eigenen Weg zu finden.
Bei den beschriebenen Fallstudien handelt es sich um Patienten mit unterschiedlichen seelischen Störungen, die der Autor auf dem Weg zur Heilung begleitet hat.

Lorenz, Siegfried
Seelische Katastrophen als Chance
Wie Kinder und Jugendliche durch Therapie ihre seelischen Verletzungen
überwinden und ihr wahres Selbst finden
1994 • 113 S. • 21 Abb. • 14,8 x 21 cm • dt. • ISBN 3-86135-011-4

In der psychoanalytischen Therapie spielen Bilder ebenso wie Träume, Phantasi-
en und andere schöpferische Gestaltungen eine wichtige Rolle. Sie kommen aus
dem Unbewußten und enthalten eine Botschaft, die symbolisch verschlüsselt ist.
Zur Entschlüsselung der Symbole wird auf die Tiefenpsychologie zurückgegrif-
fen, die sich auch in der Traumdeutung bewährt hat.

Batschkus, Marc M.
Hypnose in der Therapie von malignen Erkrankungen
Untersuchung der gesamten Literatur zum Themenkomplex Hypnose/Suggestion
und maligne Erkrankungen/Onkologie mit mehr als 300 Referenzen unter besonderer Berücksichtigung der neueren Literatur
1994 • 171 S. • 14,8 x 21 cm • dt. • ISBN 3-86135-450-0